AF296645

2.

# ESSAI

# SUR LA NUTRITION

# DU FOETUS,

PAR J. FRÉDERIC LOBSTEIN,

*Docteur en médecine, Prosecteur à l'école de médecine de Strasbourg, Membre de la Société libre des sciences et des arts, de la Société médicale de la méme ville, Correspondant de la Société médicale d'émulation de Paris.*

~~~~~~~~~~

STRASBOURG,

Chez LEVRAULT, FRÈRES, IMPRIMEURS-LIBRAIRES.

AN X (1802).

(2.)
~~~~~~~~~~

AUX

CITOYENS PROFESSEURS

DE

L'ÉCOLE SPÉCIALE DE MÉDECINE

DE STRASBOURG;

*HOMMAGE, DÉVOUEMENT*

*ET RESPECT.*

JEAN-FRÉDERIC LOBSTEIN.

# TABLE.


AVANT-PROPOS                                          *page* xiij.

### PREMIÈRE PARTIE.

I. *L'œuf et ses membranes*, §. 1.

*La membrane caduque.*

Description de cette membrane, §. 2. Ses rapports avec l'utérus, §. 3. Son examen microscopique, §. 4. Ses rapports avec l'œuf (la *membrane caduque réfléchie*), §. 5. Histoire de cette membrane, §. 6. Son organisation, §. 8. Description de cette membrane dans la vache et dans la brebis, §. 9. Son origine; §. 10. Existe-t-elle dans la matrice en état de vacuité ? §. 11. Quel est son mode d'origine dans l'état de grossesse ? §. 12. En quoi diffère-t-elle des fausses membranes ? §. 13.

*Le chorion.*

Sa description, §. 16. Sa synonymie, §. 17. Son organisation ; peut-on lui refuser des vaisseaux sanguins ? a-t-elle de l'analogie avec les autres membranes diaphanes et exhalantes ? §. 18. Ses rapports avec le placenta à terme, §. 19.

*L'amnios.*

Ses rapports, §. 22. Y a-t-il entre lui et le chorion un espace rempli d'eau ? §. 23. Son organisation est-elle la même que celle des membranes exhalantes ? §. 24.

*Forces vitales des membranes de l'œuf.*

La vie des membranes dépend-elle de la mère ou du fœtus ? §. 25. Différence à cet égard relativement aux diverses espèces d'animaux, §. 26. Il est probable qu'elles jouissent des mêmes forces que les autres membranes diaphanes, §. 27. Peut-on assigner une force vitale à la membrane caduque ? §. 28.

*Fonctions des membranes de l'œuf.*

Elles sont les mêmes que celles des membranes exhalantes en général, §. 29. Sources de l'eau de l'amnios, §. 30. Pourquoi cette eau s'accumule-t-elle ? §. 31. Comment est-elle renouvelée ? Digression sur l'origine du vernis caséeux qui enduit la peau du fœtus, §. 33, 34. Conséquences physiologiques qui peuvent être tirées de la disposition connue des membranes de l'œuf, §. 35. Considération sur la membrane caduque, §. 36.

*L'alantoïde; la vésicule ombilicale.*

Histoire de la vésicule ombilicale, §. 39. Observations particulières de l'auteur sur cette vésicule, §. 40. Son analogie de structure, de

viij

rapports et d'usage avec l'alantoïde des oiseaux et des quadrupèdes,
§. 41 - 45. Cette dernière n'est pas destinée à servir de récipient pour
l'urine des animaux, §. 46 - 49. Tonicité de la membrane qui com-
pose la vésicule ombilicale, §. 5o.

II. *Le placenta.*

Son aspect différent dans les diverses périodes de la grossesse, §. 5i, 52.
Description de la membrane couenneuse qui tapisse la surface utérine du placenta à terme, §. 53. La formation de cette membrane
ne date pas du commencement de la grossesse, §. 54. Organisation
du placenta, §. 55, 56. Structure intime de cette partie, §. 57 - 60.
Rapports du placenta avec l'utérus, §. 61. Argumens qui servent à
prouver l'anastomose directe des vaisseaux ombilicaux avec les utérins, §. 62. Réfutation de ces argumens, §. 63. Examen de l'opinion
qui établit le passage des sucs de la mère à l'enfant par absorption,
§. 64. On démontre que cette absorption n'a pas lieu pendant tout
le temps de la grossesse, §. 65, 66. Les vaisseaux valvulaires, tels
que *Reuss* les a décrits, n'existent pas dans le placenta, §. 67. Que
doit-on entendre par portion utérine et portion fœtale dans un placenta à terme ? §. 68. Opinion de l'auteur sur le rapport du placenta
avec la matrice, §. 69.

*Le cordon ombilical.*

Différence du cordon par rapport à l'âge, §. 71. Observations sur les
vaisseaux qu'il contient, §. 72, 73. Remarque sur les vésicules qui
sont attachées au cordon ombilical des quadrupèdes, §. 74. De la
substance visqueuse du cordon, §. 75.

*Forces vitales du placenta.*

Ces forces se rapportent seulement aux vaisseaux du placenta, §. 78.
Expériences faites sur la contractilité des vaisseaux du cordon, §. 79, 80.
La vie du placenta dépend en partie de celle de la mère, §. 81.

## SECONDE PARTIE.

*Nutrition du fœtus.*

La nutrition expliquée par la déglutition de l'eau de l'amnios, §. 84.
Argumens qui prouvent l'introduction de cette eau dans l'estomac du
fœtus, §. 85. Réfutation de ces argumens, §. 86. Raisons qui déter-
minent l'auteur à admettre la nutrition du fœtus par l'eau de l'amnios,
§. 88. Cette eau est reçue dans le corps du fœtus par absorption cutanée; preuves de cette assertion. Digression sur la matière caséeuse qui
enduit la surface cutanée du fœtus; observations sur les glandes sébacées de la peau, §. 89, 90, 91. Nutrition du fœtus par le moyen du

placenta, §. 92. La structure et les usages du placenta diffèrent suivant les diverses époques de la grossesse; pour connoître celles qui ont lieu dans les premiers temps de la gestation, il faut avoir recours à l'anatomie humaine et comparée, §. 93. Observations sur les vaisseaux ombilicaux du poulet, §. 94. Recherches sur ceux des cotylédons des quadrupèdes, §. 95. Analogie entre le développement de ces vaisseaux et ceux du placenta de l'homme; les veines sont formées avant les artères, §. 96. Tant que les veines sont les seuls vaisseaux du placenta, elles font les fonctions des veines absorbantes, §. 98. Développemens et preuves de cette opinion, §. 99. Les veines ombilicales absorbantes charient un suc laiteux, épanché dans les premiers temps de la grossesse entre la matrice et le placenta, §. 100. En admettant la faculté absorbante des veines ombilicales, on peut se rendre raison de deux phénomènes qui n'ont pas encore été expliqués, jusqu'à présent, d'une manière satisfaisante, §. 101. On démontre, par l'analogie, que les artères ombilicales, quoique formées après les veines, finissent par s'anastomoser avec ces dernières, §. 103. Fonctions du placenta dans les derniers temps de la grossesse; opinions des auteurs à ce sujet, §. 104, 105. Parallèle entre les fonctions principales des poumons et celles présumables du placenta, §. 106. Le sang du fœtus acquiert dans le placenta une nouvelle qualité stimulante, page 124. Analogie entre la circulation pulmonaire et la circulation placéntale, pag. 125. Il est probable que le stimulus, ajouté au sang du fœtus, réside dans le calorique que le sang de la mère lui communique dans le placenta, pag. 126. Pourquoi la température du fœtus est-elle moindre que celle de la mère? pag. 128. Par quoi le cœur du fœtus est-il stimulé dans les premiers temps de la grossesse? pag. 129. On examine la question de savoir si dans le placenta le sang du fœtus subit une dépuration, pag. 131. Il est plus probable que cette dépuration se fait dans le foie, dans les intestins et dans l'organe cutané, pag. 132. Usages de la vésicule ombilicale; elle sert vraisemblablement à la nutrition de l'embryon, pag. 135. Parallèle entre cette vésicule et les cotylédons des plantes, pag. 137. L'humeur albumineuse, renfermée dans le cordon ombilical, peut servir à la nutrition du fœtus, pag. 138. L'accroissement des fœtus de tous les animaux est lent dans les derniers temps de la grossesse; pourquoi? pag. 109, 110. Considération sur les causes déterminantes de l'accouchement, §. 110. Réflexions sur les causes qui produisent le décollement du placenta, §. 111, 112. Ce décollement n'est pas l'effet immédiat des contractions de la matrice, §. 113, 114. Conclusion, pag. 149.

# EXPLICATION DES FIGURES.

## PREMIÈRE PLANCHE.

Elle présente la figure d'un œuf avorté, à peu près vers le cinquantième jour de la grossesse. Cet œuf étoit dans sa plus parfaite intégrité. Je l'ai ouvert pour examiner son intérieur. La membrane caduque, les flocons du chorion, le chorion lui-même et l'amnios, sont incisés; par ce moyen, l'embryon et la vésicule ombilicale sont à découvert.

*a* L'embryon, dont on aperçoit la grosse extrémité, qui est la tête, et la petite, qui se termine dans la vésicule ombilicale *b*. A l'endroit où celle-ci est attachée à l'embryon, vous remarquez quelques morceaux de l'amnios en forme de lambeaux. Je dis (§. 40) que cette membrane tapisse la surface de la vésicule; il a donc fallu l'ôter pour voir tout-à-fait cette dernière, ce qui n'a pas pu être exécuté sans que l'amnios se déchirât. D'après l'inspection de cet endroit de la figure, on pourroit douter que le rapport de la vésicule fût véritablement tel que je l'ai assigné au §. cité; on pourroit croire que cette partie tenoit plutôt aux autres membranes de l'œuf, puisque celles-ci n'en ont pu être complétement séparées. Cependant le microscope détruit toute illusion à cet égard; et, au moment que j'écris, l'embryon ayant été isolé par un accident des parties environnantes, je vois manifestement que la vésicule ombilicale lui appartient et fait partie de son corps. *cc* Deux filamens qui partent de la vésicule ombilicale, pour se rendre dans les autres membranes de l'œuf; l'un se trouve à la partie supérieure et droite de celui-ci, l'autre à sa partie inférieure. J'ignore si ces filamens sont des vaisseaux; je n'ai pas pu m'assurer non plus s'ils proviennent de l'embryon. *dd* L'amnios. *eeee* Le chorion. *ff* Les flocons du chorion. *ggg* La membrane caduque.

## SECONDE PLANCHE.

Fig. 1. Une très-petite portion vasculeuse d'un placenta à terme, qui avoit été injecté avec de la matière résineuse colorée.

Fig. 2. La même portion, vue par le microscope. *a* Le tronc commun de plusieurs branches vasculaires. Ce tronc est lui-même formé de la réunion de quatre rameaux. Ceux-ci se divisent tellement que, dans les dernières ramifications, il n'y a plus que deux vaisseaux *bbbbb* qui marchent ensemble. *ccccc* Les extrémités des derniers rameaux. Celles-ci sont, comme l'on voit, très-entortillées; les vaisseaux y forment des nœuds et des circonvolutions. Cependant il y a d'autres endroits *ddd* où ces nœuds ne se remarquent pas, et où il n'y a presque point de circonvolutions.

Dans les endroits où les vaisseaux sont dessinés sans ombre, ils sont vides et transparens ; là, au contraire, où ils sont opaques, il y a des globules de la matière injectée.

La description détaillée de ces vaisseaux se trouve au §. 57, depuis la page 63 jusqu'à la page 65.

Fig. 3. Une branche des flocons du chorion.

Fig. 4. Cette même branche, grossie par le microscope. La différence entre la distribution et la manière d'être de ces vaisseaux avec celles des précédens, est manifeste. Ici on ne remarque nullement les vaisseaux qui marchent par paires. On observe, en outre, que les rameaux *a a a a* sont plus gros que les troncs *b b*, qui leur donnent naissance. Les extrémités des rameaux sont arrondies et forment dans quelques endroits des espèces d'ampoules *c c c c*, qui paroissent comme des commencemens d'hydatides.

Ces deux dernières figures se rapportent au §. 58.

# AVANT-PROPOS.

De toutes les questions que présente la physiologie, la génération est sans contredit celle qui a fixé plus particulièrement l'attention des médecins et des philosophes. La faculté de juger de la formation originelle de notre être devoit paroître dans tous les temps une prérogative précieuse à acquérir. Aussi les fastes de la science montrent que, dans chaque siècle où les connoissances naturelles ont fait quelques progrès, des hommes du plus grand génie ont consacré leurs veilles et multiplié leurs efforts pour soulever le voile qui couvre l'essence de cette fonction créatrice. Plus ils ont rencontré d'obstacles aux succès de leurs tentatives à cet égard, plus ils ont mis de constance et d'assiduité dans la recherche de la vérité qu'ils vouloient découvrir. Mais le résultat de leurs travaux s'est borné à quelques observations intéressantes et à des expériences ingénieuses. A l'aide d'un petit nombre de faits, ils nous ont transmis des systèmes et des opinions purement hypothétiques, ensorte que la science est devenue plus abondante en assertions gratuites, mais n'a rien gagné en certitude.

La doctrine concernant la nutrition du fœtus, moins hypothétique que celle de la génération, n'est peut-être pas beaucoup plus satisfaisante. Le jugement que je porte ne paroîtra pas hasardé, si l'on fait attention que les théories ont été établies avant qu'on eût constaté les principaux phénomènes qui doivent leur servir de base. En effet, on a enseigné dans les écoles que cette nutrition s'exécute, 1.º par le moyen des eaux de l'amnios, sans savoir d'où celles-ci proviennent; 2.º par la communication du placenta avec l'utérus, sans connoître positivement comment cette communication a lieu ; 3.º par les vaisseaux lymphatiques du cordon ombilical, sans s'être assuré que ces vaisseaux existent.

Cet état d'imperfection de la science physiologique du fœtus ne doit pas, à la vérité, surprendre ceux qui connoissent les difficultés qui se présentent à chaque pas que nous voulons faire dans nos recherches anatomiques. Qui ne sait que, dans les premiers temps de sa formation, l'embryon est si petit qu'il échappe à notre vue? que, même dans des époques postérieures, ses organes délicats ne permettent en aucune manière d'appliquer sur eux les moyens d'analyse que nous pouvons employer impunément sur les parties d'un adulte? Et, d'un autre côté, combien ne sont pas rares les circonstances où nous pouvons examiner à loisir les rapports et les connexions qui existent entre l'enfant et la mère !

Cependant, si on vouloit se borner à suivre avec exactitude les développemens successifs de l'embryon; si on vouloit s'attacher surtout à saisir les divers changemens qui ont lieu dans son organisation pendant les différentes époques de sa vie; si on vouloit comparer ensuite ce que l'anatomie de l'homme nous apprend, avec ce que la dissection des animaux nous fait connoître, je crois qu'on finiroit par obtenir un résultat satisfaisant, ou qu'on parviendroit du moins à coordonner plusieurs faits qui jusqu'aujourd'hui sont restés isolés et sans liaison.

Dans la vue d'atteindre ce but autant qu'il est possible, je me suis occupé, depuis quelques années, de différens points de physiologie concernant l'organisation du fœtus. J'ai eu de fréquentes occasions d'observer les changemens que subissent ses principaux viscères dans leur forme et leur structure pendant tout le temps de la gestation ; j'ai été à même de vérifier souvent ce que les anatomistes nous ont appris sur la nature et la disposition des membranes de l'œuf, ainsi que du placenta ; j'ai fait, enfin , quelques essais sur les quadrupèdes , pour m'assurer du rapport qui existe entre le placenta et la matrice , et pour le comparer avec ce qu'on observe dans l'espèce humaine.

Ce que mes recherches m'ont fait connoître à cet égard, je l'ai consigné dans cet essai. En examinant la manière dont l'enfant est nourri dans le sein de la mère , deux questions principales se sont naturellement présentées. L'une est de savoir quelle est la matière essentiellement nutritive du fœtus , quelle est son origine , quelles sont ses qualités ; l'autre, comment cette matière parvient à sa destination. Quoique ces deux questions soient tellement enchaînées l'une à l'autre qu'elles ne sauroient être traitées séparément, il m'a paru néanmoins qu'elles pourroient servir à établir un ordre convenable dans la distribution de mes matériaux. Je divise par conséquent mon travail en deux parties ; la première contient des observations anatomiques et physiologiques sur les membranes de l'œuf et le placenta , considérés comme les sources de la nutrition et comme des organes qui fournissent la matière nutritive ; dans la seconde, je m'occupe de la nutrition proprement dite, c'est-à-dire, du passage de cette matière dans le corps du fœtus. Je ne rechercherai pas comment les particules nutritives sont converties dans la propre substance de l'enfant ; c'est une question qui appartient à la théorie de l'assimilation en général, laquelle n'entre pas dans mon plan.

Je n'ai pas cru devoir me livrer à toutes les recherches historiques dont la matière que je traite est susceptible. Je me suis également abstenu de répéter tout ce qui est connu et tout ce qu'on trouve décrit avec détail dans les ouvrages élémentaires. Ainsi, par exemple, je ne dirai pas que le placenta et les membranes de l'œuf ont deux faces, une interne et une externe ; mais lorsqu'il faudra en parler, je les désignerai simplement par la dénomination d'utérine et de fœtale. Je ne ferai pas mention des variétés du placenta, quant à son volume, sa forme, son attache ; je ne m'arrêterai pas aux différences que présente le cordon ombilical relativement à sa longueur, son insertion, etc. Mon intention est seulement de discuter les différens points de doctrine sur lesquels les sentimens des physiologistes sont encore divisés ; d'offrir le résultat de mes recherches, et d'examiner en quoi elles diffèrent de celles qui ont été faites avant moi.

J'ai jugé qu'il étoit indispensable d'ajouter à cet essai quelques gravures, non-seulement parce qu'elles facilitent l'intelligence de la description, mais parce qu'elles représentent des objets peu connus et très-importans relativement à l'organisation du fœtus. Je ne dirai rien de la fidélité et de l'exactitude avec lesquelles ces objets ont été dessinés d'après nature. Mon ami et collègue, Sultzer, et mon ami, Reisseissen, ont bien voulu se charger de ce dernier travail ; je leur en témoigne ici toute ma reconnoissance.

# ESSAI

SUR LA

# NUTRITION DU FOETUS.

~~~~~~~~~

## PREMIÈRE PARTIE.

### I. *De l'œuf et de ses membranes.*

§. 1. L'œuf, comme l'anatomie nous l'apprend, est dans l'espèce humaine ce sac membraneux qui contient le fœtus avec les eaux.

Quoique, depuis Galien, les anatomistes sussent parfaitement que l'œuf étoit formé de plusieurs membranes appliquées l'une sur l'autre, ils n'ont pas été d'accord néanmoins sur le nombre qu'ils devoient en assigner. Parmi les anciens, les uns n'en admirent que deux, le chorion et l'amnios; d'autres en décrivirent quatre, en comptant pour trois les deux que je viens de nommer, et y en ajoutant une quatrième, sous le nom d'alantoïde. Par les recherches de Haller et par celles de Hunter, on sait aujourd'hui que le nombre et la disposition des membranes de l'œuf diffèrent d'après les diverses époques de la grossesse; on enseigne maintenant que, dans les premiers temps de la gestation, il en existe quatre, et que dans les derniers on n'en trouve que trois.

En donnant la description de chacune d'elles, je les désignerai sous les noms qui leur ont été donnés depuis les recherches de Hunter. Ainsi je parlerai successivement de la membrane caduque, du chorion et de l'amnios. Je terminerai l'histoire des membranes par des considérations anatomiques et physiologiques sur l'alantoïde.
~~~~~~~~~

## *La membrane caduque.*

§. 2. *La membrane caduque de la matrice* est de toutes les autres celle qui existe la première, et qui est même visible avant qu'on aperçoive quelque autre partie de l'œuf. C'est une membrane molle, pulpeuse et épaisse au commencement, mais qui par la suite diminue d'épaisseur. Elle tapisse toute la surface interne de la matrice. On prétend seulement avoir remarqué qu'elle est percée à l'endroit des trois ouvertures de l'utérus ; savoir, à l'embouchure des trompes de Fallope et à l'orifice interne de son col. On ne la trouve pas d'une manière isolée pendant tout le temps de la grossesse ; elle n'est parfaitement distincte que dans les quatre premiers mois : dans les derniers mois elle s'amincit et se confond avec les autres membranes. C'est cette circonstance qui lui a fait donner le nom de caduque ou de membrane temporaire, en opposition au chorion et à l'amnios, qui sont des membranes persistantes, attendu qu'elles restent à peu près dans le même état pendant tout le temps de la grossesse.

C'est dans la caduque que se fixe l'œuf par sa surface externe et floconneuse, et c'est le point principal de son attache, celui où les flocons percent cette membrane pour se fixer à la matrice, qui constitue par la suite le placenta.

Telle est en général la description que les anatomistes modernes donnent de cette première membrane de l'œuf. On attribue communément sa découverte à G. Hunter, et c'est en l'honneur de cet anatomiste qu'elle est souvent dénommée *membrane de Hunter ;* cependant on la connoissoit avant lui. Sans vouloir remonter à Ruysch, Fallope, Arétée de Cappadoce, etc., qui parlent tous de la caduque de la matrice considérée dans les derniers mois de la grossesse, c'est-à-dire, lorsqu'elle est confondue avec la caduque réfléchie, on trouve que la description que

Haller donne d'une *membrane extérieure de l'œuf* [1], se rapporte parfaitement à celle dont il est actuellement question. Mais
après Hunter les auteurs ont généralement adopté la même
nomenclature; c'est ainsi que Sandifort [2] la décrit de la même
manière que l'anatomiste anglois.

§. 3. J'ai eu occasion d'examiner souvent la membrane caduque
de la matrice; je l'ai rencontrée depuis le second jusqu'au dernier mois de la grossesse. Comme les auteurs que je viens de
citer, j'ai trouvé que c'est une membrane constante, d'autant
plus épaisse que l'œuf est plus près de son origine; lorsque celui-
ci est rendu par un avortement à une époque peu éloignée de
la conception, elle ressemble à un morceau de chair, ou plutôt
à une portion de sang caillé, qui, lorsqu'elle a été lavée plusieurs fois, présente une masse couenneuse d'une couleur jaunâtre,
dont la surface utérine est hérissée de filamens qui l'attachoient
à la matrice. Sa surface fœtale, plus lisse en général que la précédente, donne cependant naissance à plusieurs filets, qui établissent une connexion entre elle et la membrane suivante. Tel
est l'aspect sous lequel s'est présentée la membrane caduque dans
un œuf rendu par avortement quarante jours à peu près après
la conception. Il n'étoit déjà plus le même dans un œuf du
second et dans un autre du troisième mois de la grossesse : dans
ces cas on n'apercevoit plus un aussi grand nombre de flocons à
la face utérine de la membrane, mais ils s'étoient tous ramassés
dans un seul endroit et formoient le placenta. Le reste de cette
surface n'étoit garni que d'un tomentum qui paroissoit résulter
du grand nombre de petits vaisseaux qui, comme nous verrons,
établissent une union entre elle et la matrice.

Vue à l'œil nu, la membrane caduque semble être percée d'une
infinité de trous; ces trous ne vont pas directement d'une surface à l'autre, mais ils glissent obliquement dans la substance

---

1. *Elem. physiol. t.* VIII, pag. 183.
2. *Observ. anat. path.* lib. 2, cap. I, pag. 38.

4

de la membrane. J'ai remarqué cette disposition sur un œuf que j'ai tiré de la matrice d'une femme morte vers le cinquième mois de la grossesse : la membrane caduque avoit encore la même épaisseur que dans les cas précédens ; elle n'étoit pas même confondue avec la caduque réfléchie, comme il arrive dans des temps postérieurs. Ayant pu, à cette dernière occasion, observer son étendue et ses rapports avec la matrice, j'ai trouvé, comme les anatomistes l'ont indiqué, qu'elle étoit la première partie qui se présentoit après l'incision de l'utérus ; qu'elle étoit adhérente à la surface interne de ce viscère ; qu'on pouvoit la détacher avec les doigts, et aussi facilement qu'on détache le placenta dans les cas les plus ordinaires ; mais qu'à l'orifice interne du col elle tenoit plus fortement, de sorte qu'elle n'a pu en être séparée qu'avec déchirure.

Cependant, dans aucun des cas dans lesquels j'ai observé l'œuf et ses membranes dans leur état d'intégrité, je n'ai vu les trois ouvertures dont parle Hunter, qui doivent correspondre aux trois orifices de la matrice. Il se peut que ces ouvertures existent dans les premiers jours de la grossesse.

§. 4. Examinée au microscope, la membrane caduque présente une multitude d'élévations qui sont la plupart parallèles les unes aux autres, et entre lesquelles il se trouve des sinus plus ou moins profonds. La face utérine est plus raboteuse, la face fœtale, au contraire, plus lisse, à l'exception des filamens dont j'ai parlé (§. 3). Cette dernière face, grossie par le microscope, peut être comparée à la surface interne du cœur, ou plutôt à celle d'une vessie à colonnes. Ce qui à l'œil me paroît être des orifices, n'est autre chose que des sinus, qui rampent très-obliquement dans la substance de la membrane. Quant à la matière dont elle est formée, elle peut être comparée à celle de la croûte phlogistique du sang [1]. Comme cette dernière, elle ne présente aucune struc-

---

1. Blumenbach, *Inst. physiol.* edit. 1798, p. 14, 15.

ture fibreuse régulière; elle a la même densité ; et si dans les avortemens on l'a trouvée filamenteuse, cela provenoit de ce qu'elle étoit déchirée, ou de ce que sa texture a été altérée par un commencement de putréfaction , ou enfin de ce qu'elle a été extraite dans une époque trop avancée de la conception , où sa première forme n'existoit plus.

§. 5. Avant que d'entrer dans de plus grands détails sur la structure et l'organisation de la membrane caduque, considérons ses rapports avec l'œuf d'après les différens mois de la grossesse.

Pour bien saisir ces rapports, il faut savoir que, dès que l'œuf est visible, ses enveloppes sont le chorion et l'amnios, et que la surface utérine du premier est couverte d'un nombre infini de filamens. Quelle que soit l'origine de ces filamens, c'est par eux que l'œuf s'implante dans la membrane caduque de la matrice. Or nous avons déjà vu que l'endroit par lequel cette adhérence se fait le plus intimement, constitue par la suite le placenta (§. 2), et nous ferons voir dans son temps que tous les autres filamens qui ne sont pas employés à la formation de ce dernier, disparoissent. Mais que devient alors la caduque dans l'endroit où le placenta se forme? Obligée de s'écarter et de céder sa place aux flocons de l'œuf, qui grossissent et qui s'allongent, elle se jette sur la surface externe de ce dernier. De là vient qu'on trouve dans une certaine époque de la grossesse, que la membrane caduque, après avoir tapissé la surface interne de la matrice, s'est réfléchie sur l'œuf et le tapisse à son tour, de la même manière que le péritoine recouvre le foie après avoir abandonné le diaphragme. C'est là la membrane que Hunter a nommée *caduque réfléchie;* elle est véritablement une continuation de la *caduque de la matrice*, et elle couvre l'œuf dans tous ses points, à l'exception de la partie qui correspond au placenta.

Cette membrane caduque réfléchie a la même structure que celle dont elle constitue le prolongement. Elle en diffère seulement par son peu d'épaisseur et par sa courte durée. Elle n'est

bien visible que dans le second et le troisième mois; elle est
déjà extrêmement mince dans le quatrième, d'après le rapport
de Hunter [1]. J'ai trouvé la même chose sur un œuf de quatre
mois et demi, et dans un autre du cinquième mois; elle étoit si
fine qu'elle paroissoit transparente, et sembloit manquer en plusieurs endroits [2]. Après ce temps elle n'existe plus d'une manière
distincte, car par sa surface utérine elle se colle à la face fœtale
de la caduque de la matrice, ensorte que ces deux membranes
n'en forment plus qu'une seule, qui persiste jusqu'à la fin de la
grossesse, et qui adhère assez intimement à la face utérine du
chorion. Aussi quelques anatomistes l'ont-ils appelée *la lame externe du chorion*, ou bien *le chorion velouté*, quoiqu'elle en diffère absolument par sa structure, comme nous le verrons plus bas.

Il suit de ce que je viens de dire, que cette portion de la
membrane caduque qui tapisse la matrice, doit être regardée
comme la principale, parce que c'est elle qu'on aperçoit la première, et qu'elle existe pendant tout le temps de la grossesse;
tandis que la portion à laquelle on a donné le nom de *réfléchie*,
n'est bien apparente que pendant deux mois de la gestation,
qu'elle disparoît et qu'elle s'efface avant même qu'elle se soit
confondue avec la précédente. Elle ne mérite donc pas, ce me
semble, d'être décrite comme une membrane particulière.

§. 6. Le chorion velouté de quelques auteurs n'est donc autre
chose que la caduque de la matrice, qui depuis le cinquième
mois de la grossesse s'est unie et confondue avec la partie qui
s'est réfléchie sur l'œuf. Je continuerai de lui donner dans cet
état le nom de *membrane caduque*, parce que, comme celle-ci,
elle est d'une nature couenneuse, quoiqu'elle soit devenue plus
mince, et que par le moyen du microscope on ne découvre plus
en elle aucune trace des élévations qu'on y voyoit auparavant.

---

1. *Anatomia uteri humani gravidi, tabulis illustrata.* Explic. Tab. 31.
2. Hunter, l. c. Tab. 27.

Ses deux faces sont cependant hérissées de filamens, par lesquels l'une tient à la matrice, et l'autre au chorion. Son union avec la première n'est pas aussi intime que celle qu'elle a avec le second, car on observe que dans la plupart des cas elle se détache de la matrice lors de l'accouchement, tandis qu'elle reste presque toujours collée au chorion.

§. 7. La membrane caduque, telle qu'elle se présente dans les derniers mois de la grossesse, n'a point été inconnue aux anciens. Aretée de Cappadoce [1] parle de deux espèces de tuniques, dont l'une est *contiguë à la matrice, et ne se détache de sa surface intérieure que par des avortemens,* et dont l'autre appartient aux secondines. Fabrice d'Aquapendente [2] la connoissoit aussi ; il la qualifie de *substance membraneuse du placenta, qui, plus épaisse que les autres membranes, est attachée à la matrice.* Fallope [3] dit que le chorion est une membrane nerveuse et pellucide, mais qui ne devient apparente que lorsqu'on en a enlevé la *substance charnue qui, comme une espèce d'enduit, la tapisse et l'attache à la matrice.* Spiegel [4] parle également d'une double membrane qui constitue le chorion : l'une, lisse et polie ; l'autre, *charnue et épaisse, garnie d'une infinité de vaisseaux, contiguë à la matrice.* Ruysch [5] est le premier qui ait fait graver cette partie ; il l'appelle *chorion velouté,* et lui décrit des vaisseaux sanguins.

Depuis Ruysch tous les anatomistes et les accoucheurs ont décrit cette membrane sous la dénomination de *chorion réticulaire, spongieux, filamenteux,* etc. Haller [6] lui a donné le

---

1. *De causis et signis morborum diuturnorum* ; lib. 2, cap. 2, pag. 64, 65. Edit. de Boerhaave.

2. *De formato fœtu,* in explicat. tab. secund. C.

3. *Observ. anat. ad Petr. Mannam.* Venet. 1661. p. 207.

4. *De formato fœtu* ; cap. 5, p. 4 (in operibus a Linderen editis).

5. *Thes. anat.* IV, n. 61, V, n. 41.

6. *Elem. physiol.* t. VIII, pag. 185.

nom de *chorion proprement dit,* en désignant le chorion transparent sous celui de *membrane moyenne de l'œuf.*

§. 8. Spiegel et Ruysch font donc déjà mention des vaisseaux de la membrane caduque; ce dernier dit même [1] qu'ils sont extrêmement nombreux. Parmi les modernes, Hunter les a injectés du côté de la matrice; il a vu qu'ils prenoient naissance de toute l'étendue de la surface interne de ce viscère, d'où ils se rendoient de suite à leur destination. Selon lui les artères ont une direction serpentante et sont quelquefois tournées en spirale, tandis que les veines se ramifient à peu près comme les racines des plantes [2].

L'existence des vaisseaux sanguins dans la membrane caduque ne sauroit donc être révoquée en doute. On peut les voir sur chaque membrane sans aucune préparation et avec la plus grande facilité, pourvu qu'on ait soin d'examiner cette partie immédiatement après l'accouchement, et qu'on évite de la tremper dans l'eau. De cette manière j'ai vu ces vaisseaux plusieurs fois, et je les ai rencontrés dans toute l'étendue de la membrane. En les observant avec attention, on peut remarquer plusieurs petits troncs, dont les branches se ramifient sans aucun ordre régulier, mais s'anastomosent fréquemment, soit entr'elles, soit avec les branches d'un tronc voisin : tous ces troncs sont ordinairement déchirés à leur base, et l'endroit de ces déchirures est marqué par un point de sang caillé, ce qui prouve que ces vaisseaux étoient continués avec ceux de la matrice, et qu'ils ont été rompus lorsque les membranes se sont détachées de la surface interne de ce viscère. J'ai également observé les vaisseaux dont la direction est très-contournée, et qui, selon Hunter, sont des artères; mais j'ai trouvé que leur nombre est plus petit que celui des veines. Je ne veux cependant rien affirmer à cet égard, parce

---

1. *Epist. anat.* IX, pag. 9 : « Membrana chorion vasorum myriadibus superbit. »
2. *Tab. uter. grav.* 24, fig. 3, 4.

que, n'ayant jamais été à même de les injecter par les vaisseaux
de la matrice, il se peut qu'avant que je les aie pu examiner ils
se soient vidés du sang qu'ils contenoient, et que, pour cette raison,
ils ne m'aient plus été sensibles, comme il en arrive pour les veines
lorsqu'on a abandonné pendant quelque temps le placenta et les
membranes. Au reste, ces vaisseaux de la membrane caduque
sont en général très-petits, et leurs tuniques extrémement
minces. Du mercure, que j'avois injecté par un de leurs troncs,
est passé dans les branches; mais, les ayant bientôt rompues, il
en est sorti par un grand nombre d'ouvertures. Je crois que, par
rapport à la finesse de leurs tuniques, ces vaisseaux ne peuvent
être comparés qu'à ceux de la pie-mère; ils sont d'ailleurs très-
nombreux : j'ai vu des membranes caduques qui en étoient tellement garnies qu'on les auroit cru enflammées. Je n'ai jamais
observé qu'une partie de ces vaisseaux provinssent de ceux du
placenta. Dans des injections nombreuses, qui m'ont parfaitement
réussi, jamais les vaisseaux de la membrane, qui se trouvent dans
le voisinage du placenta, n'ont pu se remplir de matière, et cependant on voyoit des stries qui avoient l'apparence vasculaire, et
qui partoient du disque de cet organe. Mais ayant ensuite examiné ces dernières avec attention, et ayant inutilement tenté de
les injecter de mercure, j'ai trouvé qu'elles étoient solides. Il me
paroît que ce sont autant de vaisseaux oblitérés et changés en
de petits ligamens : rien n'est plus commun que d'en voir ainsi
une assez grande quantité partir du placenta.

§. 9. La membrane caduque n'existe pas seulement dans l'espèce humaine, mais on la rencontre aussi dans les matrices des
quadrupèdes. Stalpaart van der Wiel [1] la décrit dans la vache.
Haller [2] dit qu'elle se trouve dans tous les quadrupèdes, même
dans ceux auxquels on ne peut attribuer de placenta, comme

---

1. *Observ. rarior.* t. II, pag. 561.
2. *Elem. physiol.* t. VIII, pag. 185.

dans le cochon. G. Hunter [1], au contraire, prétend qu'elle n'appartient pas aux quadrupèdes, et qu'on la trouve seulement dans le singe, chez qui elle est très-épaisse.

J'ai rencontré la membrane caduque dans la matrice de la vache et dans celle de la brebis. Dans la première, elle couvre toute la surface utérine de l'œuf; elle est molle, et d'autant plus pulpeuse, qu'on l'examine dans une époque peu avancée de la grossesse. Elle forme évidemment la partie fœtale des cotyledons, comme il est aisé de s'en convaincre par l'inspection de cette membrane dans les premiers temps de la gestation. Ses vaisseaux sont des branches des vaisseaux ombilicaux du fœtus, et ne communiquent nullement avec ceux de la mère. Indépendamment de cette véritable membrane caduque, il y en a une autre qui est mince et poreuse, plus forte que dans l'espèce humaine, et qui est attachée à la matrice par un tissu cellulaire lâche, rempli de vaisseaux. Sa face fœtale est unie et sans attaches; vue par le moyen du microscope, elle présente un léger duvet qui a été rougi par l'effet de l'injection. Cette membrane semble finir à la base de la partie utérine des cotyledons. Quant à sa composition et sa nature, je ne peux pas la mettre en parallèle avec la membrane caduque de l'espèce humaine.

La membrane caduque de la brebis approche davantage de cette dernière. Elle est également d'une nature couenneuse; par sa face utérine, elle est attachée à la matrice d'une manière peu intime; sa face fœtale est lisse et contiguë au chorion, qui, dans les premiers temps de la grossesse, est également couvert d'une couche couenneuse. Ses vaisseaux sont très-nombreux et très-apparens; ils sont proprement une continuation de ceux de la matrice, qui se divisent dans cette membrane avant que d'entrer dans les cotyledons.

§. 10. Après avoir considéré la structure de la membrane

---

2. *Observ. on certain parts of the animal œconomy*, pag. 127 et 156.

caduque dans les différentes époques de la grossesse, il est essentiel de rechercher quelle peut être son origine. Ici nous avons deux choses à examiner : savoir, 1.º si cette membrane existe dans la matrice sous une autre forme, avant la conception et hors du temps de la grossesse, ou 2.º, si elle est un produit de la conception ; et, dans ce dernier cas, il s'agit encore de rechercher si elle est une dépendance de la matrice, ou si elle provient de l'œuf ou du fœtus.

§. 11. L'observation journalière nous démontre que, dans la matrice qui est dans un état de vacuité, on ne trouve rien qu'on puisse comparer à la membrane caduque. La face interne de ce viscère est couverte d'une membrane muqueuse, qui est la continuation de celle du vagin. Cette membrane, d'ailleurs, est tellement unie à la substance de la matrice, qu'elle ne peut guères en être séparée ; elle s'identifie, pour ainsi dire, avec elle. Telle est la raison pour laquelle elle a été inconnue ou niée des anciens [1]. Il n'est donc pas probable que, dans l'état de grossesse, elle constitue la membrane caduque, comme le citoyen Sabathier paroît le croire [2]. Cette opinion n'est fondée sur aucun fait analogue. En effet, il n'y a pas d'exemple que, dans le corps humain, une membrane interne, tapissant une cavité quelconque, puisse dégénérer et changer de nature pour être rejetée au dehors, sans qu'il s'ensuive aucune altération dans la fonction de l'organe, ou dans tout l'individu en général. Il n'est jamais arrivé que la membrane muqueuse des narines, celle du canal intestinal, de la vessie urinaire, etc. se soient exfoliées plusieurs fois de suite, et qu'elles se soient autant de fois régénérées, comme on suppose que cela arrive à la membrane interne de la matrice ; et si des observateurs ont cité des exemples où des membranes internes ont été rejetées sans qu'aucun accident s'en fût suivi, on sait aujourd'hui qu'ils se sont trompés sur leur nature, et qu'ils n'ont observé que des fausses membranes et des concré-

1. Haller, *Elem. phys.* t. VII, pag. 66.
2. *Traité d'anatomie*, t. 2, page 456 ; Édit. 3.

tions polypeuses, comme le remarque Morgagni, dans le troisième livre de son ouvrage *De sedibus et causis morborum.*

D'un autre côté, la membrane caduque sort presque toujours avec l'œuf dans les cas d'avortement. Or, il est évident que celle-ci ne pouvoit être la membrane muqueuse, parce qu'elle n'étoit pas assez adhérente à la surface de la matrice pour tenir lieu de membrane interne. Au surplus, on ne peut pas la confondre avec cette dernière, vu qu'elle en diffère totalement par sa structure.

§. 12. La membrane caduque doit donc être regardée comme un produit de la grossesse. Nous avons déjà dit qu'elle existe avant qu'on aperçoive une autre partie de l'œuf ou du fœtus; ainsi elle ne peut pas être formée par les organes de ce dernier: il faut donc nécessairement qu'elle provienne de la matrice. C'est ici que G. Hunter a encore bien mérité de la science, pour avoir expliqué la formation et le mode de développement de cette membrane. Il suppose que, pendant et à la suite d'un coït fécondant, il se produit une irritation sur la matrice; que ce viscère se trouve alors dans un véritable état de phlogose, à la suite duquel il transsude des extrémités artérielles une lymphe plastique, qui, en s'épaississant, se forme en membrane. D'après Hunter, le mode d'origine de la caduque est le même que celui de ces fausses membranes qu'on rencontre à la plèvre, dans l'intérieur de la trachée-artère; en un mot, sur tous les viscères qui ont été le siége d'une inflammation. Cependant cette membrane ne reste pas une concrétion inorganique, car on trouve que les vaisseaux de la matrice, tant artériels que veineux, se continuent en elle, et en font un tissu très-vasculeux.

Cette doctrine de G. Hunter a été plus développée dans la suite par son frère, J. Hunter, dans son ouvrage qui a pour titre: *Expériences sur le sang, l'inflammation, et les plaies d'armes à feu* [1]. Ce dernier, en partant du principe qu'il a établi, que

2. J. HUNTER, *Versuche über das Blut, die Entzündungshaut und die Schusswunden;* aus dem Engl. übers. VON HEBENSTREIT.

le chyle, la lymphe, et surtout le sang, sont doués d'une force de vitalité, soutient que, dans les cas où ces fluides sont extravasés, ils se coagulent en vertu de leur vie propre; qu'il se forme ensuite, de cette masse coagulée, des vaisseaux qui s'abouchent et se continuent avec ceux des organes sur lesquels l'épanchement a lieu. Telle est, suivant ce physiologiste, l'origine de ces fausses membranes qu'on rencontre sur les différentes parties du corps. Or, d'après lui, la membrane caduque de la matrice appartient également dans cette classe; elle est formée par du sang, ou de la lymphe extravasée dans l'intérieur de ce viscère: mais bientôt elle devient organisée; non-seulement elle reçoit les vaisseaux utérins; mais, par sa vie propre, il se forme de nouveaux vaisseaux dans sa substance [1]. Hunter a excité une inflammation à la surface interne de la matrice d'une ânesse, par l'application de différens stimulus, et il en est résulté une exsudation de la lymphe, comme on l'observe sur les autres organes enflammés [2].

§. 13. Les explications que les frères Hunter ont données de la formation de la membrane caduque, ont été adoptées par le plus grand nombre des physiologistes. En effet, on trouve souvent tant d'analogie entre cette membrane et celles qui se forment par maladie sur d'autres viscères, qu'on ne peut pas s'empêcher d'admettre, pour elle, le mode d'origine qui appartient aux dernières. Il y a des fausses membranes qui, comme la caduque, sont formées d'une matière couenneuse; il y en a d'autres qui finissent par avoir des vaisseaux sanguins. Dans l'ouvrage précité de Hunter, on trouve des exemples nombreux de cas pareils. Walter [3], Alexandre Monro et Sœmmering [4], les ont également observées, et moi-même, j'ai injecté plusieurs fois des vaisseaux dans les fausses membranes qui unissoient le poumon à la plèvre costale.

---

1. HUNTER, *liv. cit.* t. *II*, pag. 165, 166.
2. L. c. t. *II*, dans l'explication de la quatrième planche.
3. *De morbis peritonæi*, pag. 16.
4. MONRO, *Bemerk. über die Structur und Verrichtungen des Nervensystems. Taf.* 13.

Cependant, quoique toutes les fausses membranes paroissent avoir le même mode d'origine, il s'en faut bien qu'elles se ressemblent constamment par leur structure; c'est même par là que la caduque semble différer des premières. Les fausses membranes de la plèvre, du péritoine, etc., ne sont jamais faites de la même manière. Tantôt, par exemple, elles constituent un tissu cellulaire, lâche et gluant, qui est disposé quelquefois en lames, d'autres fois en simples filamens : tantôt c'est un tissu cellulaire d'une texture plus serrée : tantôt c'est une membrane spongieuse, peu compacte ; tantôt un tissu très-dense et comme coriace. Dans la plupart des cas, ces membranes sont lisses et transparentes; dans d'autres cas, au contraire, elles sont opaques et semblent être formées par l'exsudation simple de la fibrine du sang. Quelquefois ces fausses membranes sont jetées sans ordre sur la surface des viscères. Enfin, toutes ne paroissent pas organisées, et il n'y en a que quelques-unes qui reçoivent des vaisseaux sanguins. La membrane caduque, au contraire, est toujours conformée de même. On y trouve constamment le même aspect, la même structure, les mêmes rapports; jamais elle ne manque; elle tapisse d'une manière égale la surface interne de la matrice ; il y a jusqu'à ses vaisseaux qui se ressemblent par leur direction et leur structure. Si donc il est probable que cette membrane a le même mode d'origine que les fausses membranes en général, il faut cependant reconnoître que sa formation a lieu d'une manière plus régulière, et suivant des lois constantes et déterminées. Ainsi je ne crois pas qu'une simple irritation exercée sur la matrice, ni qu'un état de phlógose de ce viscère, puisse produire une membrane caduque; et je doute fort que celle que Hunter a fait naître dans la matrice de l'ânesse ait été parfaitement semblable à celle qu'on rencontre dans l'état de grossesse : car si toute espèce de phlogose, provoquée par un stimulus quelconque, devoit occasioner la transsudation d'une lymphe plastique, il y auroit des membranes caduques formées après chaque coït;

on en trouveroit dans plusieurs affections morbifiques. Or, comme ceci n'a pas lieu, il faut que la naissance de la membrane caduque tienne à la combinaison de circonstances particulières, telles que la conception, la grossesse, etc.; il faut, en un mot, qu'elle soit le résultat d'une excitation spécifique. Ce qu'il y a de sûr, c'est que cette production ne peut pas être strictement rangée parmi les fausses membranes.

Voilà tout ce que nous pouvons dire sur la formation de la membrane caduque. Ce n'est pas ici le moment de discuter les différentes opinions de Hunter, et d'examiner comment la lymphe plastique est déposée sur les organes, de quelle manière elle est formée en membranes vasculeuses, etc.; une semblable discussion m'entraîneroit trop loin de mon sujet.

§. 14. Ayant considéré la membrane caduque réfléchie comme un prolongement de celle qui tapisse la matrice et dont l'existence est de courte durée, je me dispense, pour éviter d'inutiles répétitions, d'entrer dans de plus grands détails à son sujet; je passe donc tout de suite aux autres membranes de l'œuf.

## Le chorion.

§. 15. La seconde membrane de l'œuf et la première qui lui soit propre (la précédente étoit commune à l'œuf et à la matrice), c'est le chorion. Pour donner de celle-ci une description exacte, il faut l'examiner dans différentes époques de la grossesse, attendu qu'elle éprouve des changemens depuis la conception jusqu'à l'accouchement à terme.

§. 16. Du moment que l'œuf est bien apparent dans l'intérieur de la matrice, le chorion se présente sous la forme d'une membrane forte et presque transparente, mais qui, à mesure que l'œuf prend de l'accroissement, devient plus opaque et plus épaisse; alors sa surface utérine se garnit de flocons qui sont disposés de la manière suivante : plusieurs filamens extrêmement déliés s'élèvent du chorion; ces filamens, cylindriques dans le commen-

eement, se divisent et se soudivisent bientôt en rameaux très-
nombreux, qui naissent tous de leurs troncs, et les uns des autres,
sous un angle très-aigu. C'est ainsi qu'il se forme des paquets ou
des faisceaux de fibres qui, par leur direction, ressemblent aux
vaisseaux tourbillonnés de la choroïde : ces filamens, quoique
petits, sont cependant très-apparens dans le second mois de la
grossesse; ils sont alors de la longueur de deux millimètres
(d'une ligne), et garnissent la surface utérine dans toute son
étendue [1]; pour les bien voir, il faut, sur des œufs avortés,
ôter la membrane caduque dans laquelle ils sont implantés.
Dans le troisième mois, les flocons commencent à se ramasser
particulièrement vers un point de la circonférence du chorion,
et à disparoître dans le reste de la surface. A mesure que les
flocons restans deviennent plus longs, ils se fixent plus profon-
dément dans la membrane caduque, et forment, conjointement
avec elle, le placenta.

Mais j'ai dit plus haut (§. 5) que l'œuf est bientôt couvert par
la membrane pulpeuse qui revêt l'intérieur de la matrice, et qu'il
en résulte la membrane caduque réfléchie; ceci fait que les filamens du chorion, qui n'ont pas été employés à la formation du
placenta, sont confondus dans cette dernière membrane et disparoissent en elle : de là vient qu'à mesure que la grossesse
avance, le chorion devient de plus en plus mince, en sorte que,
dans le placenta rendu dans un accouchement à terme, il forme
une membrane fine, transparente, moins épaisse encore que
l'amnios; par sa face utérine il est alors adhérent à la membrane
caduque, excepté dans l'endroit qui correspond au placenta.
L'union de ces deux membranes a lieu par le moyen de filamens très-courts, qui, dans quelques endroits, permettent facilement la séparation; dans d'autres, au contraire, elles ne peuvent
être séparées sans le déchirement de l'une ou de l'autre.

---

1. WRISBERG, *Observ. anat. obst. de struct. ovi et secund.* pag. 13.

§. 17. Parce que le chorion est assez intimement uni à la membrane caduque, on avoit de tout temps regardé cette dernière comme une dépendance du premier : c'est ainsi qu'elle a été nommée par plusieurs auteurs, *chorion filamenteux, spongieux, réticulaire ; lame externe veloutée du chorion ;* tandis qu'ils ont donné à celui-ci le nom de *chorion lisse, transparent,* etc. D'autres anatomistes n'ont pas même distingué ces deux feuillets par une dénomination particulière, mais les ont décrits comme une seule et même membrane [1]. Cependant, quelle que soit l'adhérence de ces feuillets, il convient néanmoins de les séparer, et même de leur donner un nom particulier. En effet, la structure de ces deux lames est entièrement différente. La première est jaunâtre, opaque, d'une nature couenneuse ; elle n'est autre chose que la membrane caduque, comme nous l'avons remarqué plusieurs fois. L'autre, au contraire, est une membrane mince, diaphane, lisse, comme le péritoine, la plèvre, etc. Rouhault [2], et après lui Haller [3], ont donc bien fait de les distinguer, en donnant le nom de chorion au premier feuillet, et celui de *membrane moyenne* au second ; et nous trouvons que d'autres anatomistes ont bien saisi cette différence, en ce qu'ils ont appelé le chorion lisse du nom d'*alantoïde* où de *pseud-alantoïde.* Aujourd'hui on suit généralement la nomenclature de Hunter ; on appelle le chorion velouté *membrane caduque,* et le chorion lisse, *chorion* tout simplement.

§. 18. On a demandé si le chorion, pris dans l'acception que nous venons de lui donner, a des vaisseaux sanguins ? Haller dit [4] que personne ne lui en a trouvé. Blumenbach et Mayer n'en admettent point. Wrisberg [5], au contraire, assure avoir vu

---

1. Baudelocque, *Art des accouchemens,* 3.ᵉ édition, t. I.ᵉʳ, §. 508.
2. *Mémoires de l'acad. des sciences,* année 1714.
3. *Elem. physiol.* t. VIII, pag. 187.
4. L. c. pag. 189.
5. *De structura ovi, etc.*

sur le chorion d'un placenta à terme, des réseaux vasculeux qui provenoient des grosses branches dans lesquelles se divisent les vaisseaux ombilicaux. Sandifort [1] prétend également que le chorion a beaucoup de vaisseaux qui lui sont fournis par ceux de la membrane caduque.

J'avoue que, dans le grand nombre de placenta et de membranes examinés à cet effet, je n'ai jamais pu découvrir des vaisseaux dans le chorion, de quelque moyen que je me fusse servi pour les rendre visibles. Cependant je ne crois pas pour cela que cette membrane en soit entièrement dénuée ; je pense plutôt que les vaisseaux sanguins dont la membrane caduque est garnie, appartiennent essentiellement au chorion. En effet, il seroit peu probable qu'un appareil vasculeux aussi considérable fût créé en faveur d'une membrane qui sert uniquement de moyen d'union, et dont, par conséquent, les fonctions ne paroissent pas exiger une circulation sanguine dans son intérieur. D'ailleurs, tous ces vaisseaux, quoiqu'ils rampent dans l'épaisseur de la membrane caduque, sont dans beaucoup d'endroits placés entre celle-ci et le chorion lui-même, de sorte qu'en séparant l'une de l'autre de ces deux membranes, ils restent attachés tantôt à celle-ci, tantôt à celle-là. C'est ainsi qu'on les trouve ordinairement dans le voisinage du placenta, et alors il est difficile de déterminer à laquelle des deux membranes ils ont appartenu. Combien de fois n'arrive-t-il pas que l'une des membranes se déchire lorsqu'on veut en faire la séparation ? or, ceci dépend de ce que quelque vaisseau est trop adhérent au chorion. Si on continue dans ce cas d'enlever les filamens qui restent attachés à la face utérine de celui-ci, il en deviendra si mince qu'il n'est pas possible que des vaisseaux puissent s'y ramifier, quand même ils existeroient.

Comparons le chorion avec la plèvre, le péritoine, etc., nous

---

1. *Observ. anat. pathol.* l. 3, cap. VI, pag. 95.

trouverons alors que ces membranes, qui diffèrent entr'elles sous quelques rapports, présentent néanmoins des traits d'analogie qui les unissent. Il est connu que le péritoine, la plèvre, la tunique vaginale du testicule, etc., sont formés d'un feuillet mince, dont l'une des faces est lisse, et continuellement humectée par une sérosité qui y est sécrétée; et l'autre, garnie d'un tissu cellulaire que quelques auteurs ont regardé comme une lame distincte qui attache ces membranes aux parties environnantes, et dans laquelle se distribuent les vaisseaux sanguins et lymphatiques. On sait aussi que ces vaisseaux sont extrêmement nombreux; mais personne encore ne les a vus se ramifier sur la surface lisse de ces membranes. On admet, au contraire, que cette surface reçoit seulement les extrémités exhalantes des artères et les inhalantes des veines lymphatiques, et qu'en enlevant avec précaution le tissu cellulaire qui les revêt postérieurement, on reconnoît ces mêmes extrémités sous la forme de filamens très-subtils. Si, en effet, on veut consulter l'observation, on peut se convaincre de cette vérité. C'est ainsi que dans des injections des intestins, qui avoient réussi au point que l'œil ne découvroit presqu'aucun espace libre entre les vaisseaux injectés, j'étois néanmoins en état de séparer la membrane externe comme une pellicule fine et transparente dans laquelle il n'y avoit aucune trace de vaisseaux; on n'y apercevoit que les filamens dont j'ai parlé, et qui n'étoient pas remplis de matière. Cependant je suis loin de conclure de cette observation, qu'il n'y a point d'artères ni de veines sanguines dans la plèvre, le péritoine, etc. Je dis seulement que ces vaisseaux sont arrangés de manière que leurs branches, qui reçoivent encore du sang, rampent dans le tissu cellulaire de ces membranes, mais que ces mêmes branches se terminent par des extrémités exhalantes si subtiles qu'elles n'admettent plus de globules sanguines rouges; ce qui fait qu'elles deviennent imperceptibles ou ne paroissent que comme des filamens. Voilà, sans doute, ce qui a déterminé quelques auteurs à refuser les vaisseaux sanguins à la plèvre et au péritoine [1]. Un autre caractère qui distingue ces membranes, c'est qu'on ne leur a pas encore reconnu de nerfs ; on a remarqué que ces derniers, quoiqu'ils rampent sur leur surface, ne se terminent pas dans leur tissu, mais appartiennent aux vaisseaux ou à d'autres organes.

En appliquant ces considérations au chorion, nous trouverons, 1.° qu'il est également une membrane diaphane ; 2.°, qu'il est composé d'un feuillet dont l'une des faces est lisse, quoiqu'elle donne naissance à des filamens très-subtils, comme nous le verrons bientôt, et dont l'autre est couverte d'une production membraneuse particulière, qui fait évidemment fonction de tissu cellulaire, parce qu'elle l'attache à la matrice, qu'elle reçoit les vaisseaux sanguins, que c'est dans elle que ces vaisseaux se divisent avant que leurs extrémités exhalantes gagnent la surface lisse ; 3.°, qu'on ne lui a pas encore trouvé de nerfs. La seule différence qui existe entre lui, la plèvre et le péritoine, c'est que ces derniers ont des vaisseaux lymphatiques, et que, jusqu'à présent, on ne les a pas encore rencontrés au chorion. Il est vrai que Mascagni [2] croit avoir remarqué un de ces vaisseaux rampant dans la membrane externe de l'œuf ; mais il ajoute qu'il n'est pas parvenu à l'injecter. J'ai également fait des recherches à ce sujet, mais sans succès. J'ai observé à cette occasion que les vaisseaux sanguins de la membrane caduque, en se vidant du fluide qu'ils contiennent, prennent l'aspect des veines lymphatiques, ayant alors la même transparence et la même finesse des parois ; ce qui fait qu'il est facile de se tromper à leur égard. D'un autre côté, il y a une circonstance qui semble indiquer que ces vaisseaux ne peuvent pas se trouver dans les membranes de l'œuf. En sui-

---

1. C. F. WOLFF ; *Theoria generationum* ; *præmonenda*, pag. 51, 52. Il dit : « Peritonæum et pleura in adultis nec e globulis, ut reliquæ partes, constant, « nec vasis aut nervis gaudent. »

XAVIER BICHAT ; *Traité des membranes*, §. 126, 127.

2. Vas. lymph. corp. hum. hist. et ichnogr., pag. 18, not. (4).

vant l'analogie des artères et veines sanguines de la membrane caduque, il faut que ses vaisseaux lymphatiques proviennent également de la matrice. Or, il n'y a encore, autant que je sache, aucune observation anatomique qui démontre que ces vaisseaux se continuent dans les fausses membranes à l'instar des artères et des veines sanguines. J'ai souvent examiné, à cet effet, les adhérences contré nature que contractent entr'eux des organes à la suite de maladies; j'y ai cherché les vaisseaux lymphatiques à l'aide de la loupe; j'ai injecté ceux des environs, pour savoir si la matière passeroit dans les fausses membranes; j'ai choisi particulièrement le foie pour ces sortes d'expériences, parce qu'il est de tous les viscères celui où les vaisseaux lymphatiques se découvrent le plus aisément, où ils sont le plus susceptibles d'être injectés par voie rétrograde, où ils se remplissent avec le plus de facilité jusques dans leurs dernières ramifications : mais je n'ai jamais pu réussir dans mes expériences. Si donc il étoit constant que les fausses membranes ne reçussent pas de vaisseaux lymphatiques, il faudroit que la caduque de la matrice, qui appartient à la même classe, en fût également dénuée. Quoi qu'il en soit de toutes ces observations, il paroît toujours certain que, si les vaisseaux lymphatiques des membranes de l'œuf existent, ils sont si petits et si peu nombreux, qu'ils ne peuvent pas être mis en parallèle avec ceux des autres membranes diaphanes du corps humain.

Il résulte de tout ce que je viens de dire, qu'il est permis d'établir une analogie entre le chorion et le péritoine, la plèvre, etc., considérés comme membranes exhalantes. J'aurai occasion de revenir sur ce sujet en parlant de l'amniós.

§. 19. D'après ce qui a été exposé (§. 16), le chorion existe avant que le placenta soit formé; et ce dernier résulte lui-même des flocons dont le chorion étoit primitivement hérissé, et qui se sont réunis et ramassés vers un endroit particulier de la surface de l'œuf. On voit donc par là que le chorion doit se trouver dans tous les cas devant le placenta; qu'il doit non-seulement tapisser la surface fœtale de celui-ci, mais aussi être extrémement adhérent à cette même surface. Telle est la disposition dans un placenta à terme : le chorion est intimement attaché à sa surface fœtale, il n'en peut pas être séparé sans que l'un ou l'autre soit déchiré. Hewson [1] a fait voir comment cette adhérence a lieu : il a démontré que le chorion, arrivé jusqu'à l'insertion du cordon ombilical, s'enfonce dans la substance du placenta, en accompagnant, jusqu'à leurs plus petites ramifications, les vaisseaux qui résultent de la division du cordon, et en leur servant de tunique externe. J'entrerai dans de plus grands détails à ce sujet, en traitant du placenta en particulier.

§. 20. Dans la grossesse de jumeaux, les accoucheurs ont enseigné qu'il y avoit ordinairement un amnios pour chaque fœtus, et un chorion qui étoit commun à tous deux. Puisque nous venons de voir que le chorion est lui-même composé de deux membranes, il s'agit de savoir quelle est leur disposition dans les cas où il y a deux œufs dans la matrice. Wrisberg a observé que l'amnios uni au chorion constituoit le sac dans lequel chaque fœtus est enfermé, et que c'est la membrane caduque seulement qui est commune aux deux œufs [2]. Dans plusieurs cas de cette espèce j'ai trouvé que cette dernière membrane, au lieu d'être commune, étoit propre à chaque œuf, et que les deux membranes caduques étoient légèrement adhérentes l'une à l'autre dans l'endroit où elles étoient en contact.

§. 21. Dans les quadrupèdes, la membrane chorion, telle que nous l'avons définie, existe également; mais elle est unie à l'amnios par le moyen d'un tissu cellulaire dans lequel les vaisseaux des cotylédons et ceux qui sont propres à ces membranes, se ramifient. L'une et l'autre sont extrêmement minces; cependant j'ai trouvé que l'alantoïde étoit placée entr'elles.

---

1. Voyez Cooper, *Dissert. de abortionibus;* Lugd. Bat. 1767, pag. 15.
2. Wrisberg, *de struct. ovi et secund.* pag. 17, 18.

## L'amnios.

§. 22. La dernière membrane de l'œuf, la seconde qui lui soit propre, est l'amnios. Celle-ci est, comme le chorion, lisse et diaphane, mais tant soit peu plus épaisse et plus forte que ce dernier [1], et elle a moins d'étendue que lui, quoiqu'elle se continue sur le cordon ombilical. Sa face fœtale est parfaitement lisse et baignée par les eaux de l'amnios; la face utérine est contiguë au chorion, auquel elle est unie par le moyen de filamens qu'on regarde comme celluleux. Cette union n'est cependant pas forte au point de rendre la séparation des deux membranes très-difficile; leur adhérence est un peu plus intime à l'endroit où elles tapissent le placenta.

§. 23. Plusieurs anatomistes, ainsi que des accoucheurs, prétendent que, dans les premiers mois de la grossesse, il y a un espace entre le chorion et l'amnios remplis d'eau. Hunter, qui dit avoir observé ce cas plusieurs fois, assure que le chorion forme une plus grande vessie que l'amnios; que, par conséquent, il doit exister un écartement entre ces deux membranes : il ajoute cependant que cet écartement ne subsiste pas long-temps, car, selon lui, l'amnios s'accroît plus rapidement que le chorion, ce qui fait que les membranes se rapprochent et finissent par se toucher. Ce rapprochement a lieu déjà au second mois. Dans le troisième on voit qu'elles sont unies par le moyen de filamens celluleux, lâches, mais extrémement délicats. On admet cet espace dans toute l'étendue de l'œuf, excepté à l'endroit où le chorion et l'amnios passent sur le placenta pour en tapisser la surface fœtale. -

Dans deux œufs du second et du troisième mois de la grossesse, que j'ai obtenus entiers, je n'ai pas observé l'écartement dont il s'agit : je l'ai trouvé, au contraire, sur deux œufs, dont l'un étoit de quatre et l'autre de cinq mois. Dans le premier,

---

1. Boerhaave; *Præl. in propr. inst.* t. V, p. 2, pag. 341, nota Halleri.

l'humeur contenue entre le chorion et l'amnios étoit parfaitement transparente ; elle ne s'écouloit que lentement et par gouttes, quoique l'ouverture que je fis à la première membrane ait été assez large : sous ce rapport le fluide étoit analogue à l'humeur vitrée de l'œil. En examinant les membranes qui avoient appartenu à l'œuf de cinq mois, je trouvai que cette eau n'étoit pas épanchée comme dans une cavité formée par l'écartement des deux membranes, mais qu'elle étoit infiltrée dans le tissu cellulaire qui les unissoit, ce qui m'étoit démontré par l'air que j'y soufflai après que l'eau eut été écoulée.

Je ne déciderai donc pas, d'après mes observations, si réellement on trouve dans les premiers mois une collection d'eau entre les membranes, qu'on puisse prendre pour ce que les accoucheurs ont appelé *fausses eaux.* Je pense que l'existence constante de ces eaux n'est pas rigoureusement démontrée, et je suis porté à croire que, lorsqu'on les rencontre, c'est dans des cas contre nature et de maladie.

§. 24. La structure de la membrane amnios paroît être très-simple, si l'on n'a égard qu'au peu de parties similaires qui entrent dans sa composition ; car jusqu'à présent on ne lui a encore trouvé ni vaisseaux sanguins, ni veines lymphatiques, ni nerfs. Quant aux vaisseaux sanguins, on est d'autant plus embarrassé de les voir manquer, qu'on ne sauroit bien expliquer sans eux l'origine des eaux qui baignent le fœtus. Il y a eu des anatomistes, tels que Hoboken, Needham, de Graaf, etc., qui les ont admis. Haller reconnoît également leur existence, parce qu'il a vu une fois une branche de l'artère ombilicale s'écarter du placenta, et n'y rentrer qu'après avoir fait quelque chemin dans les membranes. Wrisberg et Sandifort ont vu tous les vaisseaux ombilicaux se distribuer dans les membranes ; et ce cas, extrêmement rare, je l'ai observé et décrit dans le second numéro des *Archives de l'art des accouchemens,* publiés par le citoyen Schweighæuser, médecin de Strasbourg. Cependant cette dispo-

sition des vaisseaux du cordon ne prouve point en faveur de
l'existence des vaisseaux sanguins dans l'amnios; car, outre qu'elle
est très-rare, on n'a pas remarqué que les membranes reçussent
le moindre petit rameau. Il n'en est pas de même chez les quadrupèdes; ceux-ci ont des vaisseaux sanguins très-évidens : non-
seulement les artères et les veines qui appartiennent aux cotylédons cheminent dans l'épaisseur des membranes, mais ces
dernières ont encore des vaisseaux qui leur sont propres, et qui
sont très-nombreux, comme le fait connoître l'injection avec le
mercure [1].

Quoique je n'aie jamais réussi à injecter les vaisseaux de
l'amnios dans l'homme, et que je n'aie pu voir ces vaisseaux d'une
manière quelconque, je ne crois pas néanmoins que cette membrane en soit totalement dépourvue. Ne faut-il pas qu'elle se
nourrisse et s'accroisse; et comment ces fonctions pourroient-
elles s'exécuter sans l'intermède d'un appareil vasculeux? L'épaississement et l'opacité qu'on remarque quelquefois à cette membrane, les concrétions sébacées qu'on y rencontre, et que j'ai
observées moi-même, ne supposent-elles pas également l'existence
d'un appareil semblable? Il me paroît qu'on peut mettre presque
hors de doute la présence des vaisseaux dans l'amnios, par les
considérations suivantes.

Il est probable que le grand nombre de vaisseaux qui se ramifient dans la membrane caduque, et qui, comme je l'ai fait voir,
appartiennent au chorion, ne restent pas dans celui-ci, mais
vont plus loin, et se terminent en dernier résultat, par leurs
conduits exhalans, sur la surface lisse de l'amnios : par conséquent les filamens qu'on aperçoit entre le chorion et l'amnios,
et qui unissent ces deux enveloppes, ne seroient autre chose
que ces mêmes extrémités exhalantes.

En effet, pourquoi ces filamens ne seroient-ils pas des vais-

---

1. Hunter, *Versuche über das Blut, etc.*; erster Band, Seite 127.

seaux à l'instar de ceux qu'on observe entre l'épiderme et la peau? par quelle raison les qualifierions-nous de fibres celluleuses? L'injection, il est vrai, n'a jusqu'à présent pas encore pu les démontrer : mais il en est de même de ceux de l'épiderme; et cependant il est admis par les auteurs les plus respectables et par ceux qui se sont le plus occupés de cette matière [1], que ces filamens ne sont en grande partie autre chose que les extrémités exhalantes des artères. Très-souvent, en injectant dans les vaisseaux d'un membre des liqueurs très-tenues, de l'eau tiède, par exemple, on a vu resuder celle-ci par la superficie, ou du moins s'exhaler en vapeur. La même expérience, répétée avec une liqueur plus grossière, n'a pas réussi; mais la matière s'est épanchée entre la peau et l'épiderme. Or, la même chose s'observe à l'amnios. L'eau qu'on injecte dans les vaisseaux du placenta, transsude par la surface lisse de cette membrane, du côté où elle répond à cet organe [2]; la matière grossière s'arrête et s'épanche entre les membranes [3]. Si, par une cause quelconque, il se trouve un écartement entre le chorion et l'amnios, l'intervalle est rempli par une humeur lymphatique, claire et transparente, qui peut être infiltrée (§. 23) ou épanchée, comme dans les cas où l'on trouve des hydatides à la face fœtale du placenta. La même chose arrive à l'épiderme, par l'effet d'un vésicatoire, etc. Dans ces cas la continuité des vaisseaux exhalans est interrompue; le fluide exhalé s'accumule entre les membranes et se condense en eau. S'il y a donc entre la peau et l'épiderme, considérée comme organe perspiratoire, et les membranes de l'œuf, analogie de fonctions, il doit y avoir aussi analogie de structure sous le rapport des vaisseaux.

---

1. Kaau-Boerhaave; *Perspiratio dicta Hippocrati;* cap. V, §. 84, 85, 86, 93-95. Haller; *Elem. physiol.* t. V, pag. 45, 58. Hunter; *Medical observations and inquiries;* vol. II, pag. 52, tab. I, fig. 1, 2.

2. Monro; *Med. ess. and obs. of soc. of Edimb.* t. II, pag. 137.

3. Weisberg, l. c.

On pourra m'objecter que la facilité avec laquelle on sépare l'amnios du chorion, ne prouve pas la continuité des vaisseaux, telle que je la suppose; que l'exemple cité de l'épiderme fait voir, au contraire, que cette continuité établit une union intime. A cela je réponds que, si l'épiderme est intimement adhérent à la peau, il y a d'autres raisons qui s'opposent à ce que cette union soit aussi lâche que l'est celle des membranes de l'œuf. La peau et ses dépendances ne constituent pas seulement un organe per-spiratoire, mais elles forment en même temps l'organe du toucher; et alors la liaison intime de ces parties est nécessaire. D'un autre côté, les membranes de l'œuf ne sont pas les seuls organes qui présentent l'exemple d'adhérence peu intime, quoiqu'elles soient unies par des vaisseaux. Dans le fœtus, les membranes transpa-rentes tiennent peu aux organes qu'elles recouvrent; on est étonné de la facilité avec laquelle on peut séparer le péritoine des mus-cles abdominaux, même à l'endroit de leurs aponévroses. Ne voyons-nous pas dans l'œil les vaisseaux se porter d'une partie à l'autre, sans que ces parties soient unies entr'elles? C'est ainsi que les branches de l'artère centrale de la rétine marchent à travers le corps vitré, gagnent le cristallin et se ramifient dans sa mem-brane [1]. Senac a vu de petits vaisseaux dans la substance du cristallin même, et Zinn dit avoir observé deux rameaux artériels qui s'y enfonçoient de la manière la plus évidente [2]. Or, ici non-seulement il n'y a pas d'adhérence, mais ces parties ne sont pas même en contact, car, avant que d'arriver à la substance du cristallin, les vaisseaux sont obligés de traverser l'humeur de Morgagni.

Si donc il se fait dans l'homme une perspiration considérable sans le secours des vaisseaux rouges apparens, comme l'exemple de la peau et de l'épiderme nous le démontre; si, d'un autre

---

1. Ruysch, *Thesaur. anat.*, pag. 78, 79. Albinus, *Annot. acad.*, lib. 1, cap. VII.

2. *Descriptio anatomica oculi humani*, cap. V, pag. 141, 142.

côté, il est prouvé que les vaisseaux fins peuvent passer d'une partie voisine à une autre, sans même que ces parties se touchent; pourquoi la même chose ne pourroit-elle pas avoir lieu dans l'amnios?

D'ailleurs, il est reconnu que les vaisseaux sanguins de l'amnios dans les animaux sont également très-fins et très-petits. Ceux des oiseaux sont, suivant le rapport de Haller [1], si délicats et si peu remplis de sang, qu'ils ne troublent en aucune manière la parfaite diaphanéité de la membrane. Et, après tout, n'en est-il pas de même des autres membranes transparentes du corps? Enlevez dans l'état naturel la plèvre de dessus le poumon, séparez le péritoine des intestins, et voyez si vous y remarquez des vaisseaux sanguins. Ce n'est que dans une inflammation que ceux-ci deviennent apparens. Je ne me rappelle pas d'avoir jamais lu une observation portant que les membranes de l'œuf aient été enflammées: mais si ces cas avoient lieu, je ne doute pas que les artères du chorion et de l'amnios ne deviendroient visibles; je crois même qu'on parviendroit à les injecter, si les occasions de disséquer des femmes grosses étoient plus fréquentes.

Je ne parlerai pas ici des vaisseaux lymphatiques et des nerfs de l'amnios; ce que j'en ai dit à l'occasion du chorion s'applique également à cette membrane.

### Forces vitales des membranes de l'œuf.

§. 25. Les membranes de l'œuf jouissent de la vie pendant tout le temps que la circulation du sang continue de s'y faire. Ainsi, dans l'espèce humaine, elles vivent tant qu'elles sont en rapport avec la matrice, quel que soit d'ailleurs l'état du fœtus. Elles ne vivent, au contraire, dans une grande partie des quadrupèdes et dans les oiseaux, que tant que le fœtus n'est pas mort.

Ceci est pleinement confirmé par l'expérience. Lorque dans l'espèce humaine les membranes se détachent de la matrice, elles

—————————

1. *Formation du poulet*; tome II, page 12.

meurent et tombent en putréfaction; elles conservent leur vitalité dans la circonstance contraire, même lorsqu'il n'y a pas de
fœtus renfermé dans l'œuf. J'ai eu l'occasion d'observer ce dernier
cas. J'ai examiné un œuf rendu en entier par l'effet d'un avortement arrivé dans le sixième mois. Cet œuf étoit dans sa plus
parfaite intégrité, il n'y avoit aucune marque de corruption; il
étoit seulement beaucoup plus petit qu'il ne devroit être à raison
de l'époque citée de la grossesse. En l'ouvrant, je trouvai les
membranes très-épaisses, le placenta très-dense, l'eau de l'amnios
nullement corrompue, mais pas les moindres traces d'un fœtus.
J'appris ensuite que la femme avoit éprouvé une perte au troisième mois de la gestation. Sans doute, il s'étoit fait alors une
rupture aux membranes; le germe, encore très-petit, aura pu sortir
sans qu'on l'ait aperçu; une petite portion du placenta s'étoit
vraisemblablement détachée et avoit causé une hémorrhagie.
L'œuf, en restant attaché à la matrice, a donc continué de vivre
pendant trois mois.

Il ne peut pas en être de même dans les quadrupèdes; car,
comme dans ceux-ci les membranes de l'œuf reçoivent le sang
des vaisseaux ombilicaux, leur vie est nécessairement liée à celle
du fœtus.

§. 26. En réfléchissant sur cette disposition des membranes de
l'œuf, nous trouvons une nouvelle preuve que, dans l'organisation des parties analogues des différentes espèces d'animaux, la
nature suit des gradations insensibles.

Ainsi, dans l'homme et dans les animaux qui approchent le
plus de son espèce par la conformation du placenta, la vie de
l'œuf dépend de celle de la mère. Dans les autres quadrupèdes
vivipares, les relations de l'œuf avec la mère diminuent insensi-
blement; les membranes ne vivent déjà plus qu'aux dépens du
fœtus, et celui-ci ne communique avec la matrice que par une
portion du placenta ou par des cotylédons. Enfin, dans les
quadrupèdes ovipares et dans les oiseaux, la vie des mem-

branes, comme celle du fœtus, est entièrement indépendante de celle de la mère.

§. 27. Le chorion et l'amnios ayant beaucoup d'analogie avec les membranes exhalantes et diaphanes, sous le rapport de la structure, ressemblent aussi à ces dernières par leurs propriétés vitales. Ainsi l'on remarque qu'ils sont également insensibles. Cependant, si la sensibilité pouvoit avoir lieu dans les mêmes circonstances qui la donnent à la plèvre, au péritoine, etc., il s'ensuivroit, d'après ce qui vient d'être dit, que le sentiment devroit être rapporté à la mère ou au fœtus, suivant les différentes espèces d'animaux. Quant à la force tonique, il est présumable qu'ils en sont également doués. Je reviendrai sur ce sujet en parlant de l'alantoïde.

§. 28. Quoique la membrane caduque soit formée d'une substance particulière ; quoiqu'elle ait toujours la même structure, et que tout nous persuade que c'est une membrane véritablement organisée ; nous n'avons cependant aucune donnée sur les forces dont elle est susceptible pendant qu'elle est en état de vie. Il est certain qu'elle fait fonction de tissu cellulaire à l'égard des autres membranes de l'œuf, parce qu'elle reçoit les vaisseaux de la matrice et les transmet au chorion et à l'amnios ; mais il est impossible de dire si elle jouit des mêmes forces que le tissu cellulaire.

### Fonctions des membranes de l'œuf.

§. 29. Il est généralement reconnu qu'il se fait, par la surface lisse des membranes qui tapissent les différentes cavités, une perspiration continuelle d'une humeur lymphatique, qui, lorsqu'elle n'est pas reprise par les vaisseaux absorbans, se condense en eau à une quantité très-considérable.

Or, je crois avoir démontré que les membranes de l'œuf ont des vaisseaux, lesquels se terminent par des conduits exhalans, et que, sous ce rapport, elles ont de l'analogie avec les membranes précédentes.

On peut donc raisonnablement conclure qu'il se fait par elles une exhalation d'une humeur séreuse et lymphatique. .

Analysons cette proposition générale : et examinons d'abord quelles peuvent être les sources des eaux de l'amnios.

§. 3o. Si nous consultons les auteurs anciens et modernes, nous trouvons qu'ils s'accordent tous à regarder l'origine de ces eaux comme douteuse et incertaine.

Haller [1], en citant ceux des physiologistes qui pensent que les eaux de l'amnios viennent du fœtus, dont elles constituent soit la matière de la sueur, soit les urines, etc., a démontré l'invraisemblance et le peu de fondement de leurs opinions : et, en effet, il est impossible de les défendre lorsqu'on se rappelle que la quantité d'eau est d'autant plus considérable que l'embryon est plus petit, que cette eau existe même dans le cas où le fœtus est mort depuis long-temps, ou lorsqu'il manque entièrement (§. 25). Haller ne veut pas non plus admettre que cette eau est sécrétée par les vaisseaux du placenta, comme on l'avoit pensé, parce qu'elle existe dans les œufs des poissons et ceux des quadrupèdes ovipares, dont les fœtus sont sans cordon et sans placenta. Il croit plutôt qu'elles viennent da la matrice, qu'elles transsudent à travers les membranes par des voies inconnues; il ajoute cependant que leur mode d'origine ne peut en aucune manière être comparé à celui de l'humeur qui s'évapore par la surface de la plèvre, du péricarde, etc., parce que dans l'homme sain cette humeur ne s'amasse jamais à une quantité qui égale celle des eaux de l'amnios.

Blumenbach [2] n'ose rien décider sur les sources de cette liqueur. Boerhaave [3], Levret [4], Baudelocque [5], pensent qu'elle provient

---

1. *Elem. physiol.* t. VIII, pag. 196.
2. *Instit. physiol.* §. 574.
3. *Prælect. in prop. instit.* t. V, p. 2, pag. 341-343.
4. *Art des accouchemens*, édit. 3, §. 316. Suivant lui, une autre partie de ces eaux est fournie par les membranes.
5. *Art des accouchemens*, édit. 3, t. I, §. 527.

de la mère, par le moyen des vaisseaux utérins. C'est le sentiment le plus généralement adopté parmi les auteurs les plus modernes; mais on a manqué, ce me semble, d'y donner les développemens nécessaires.

§. 31. L'observation nous fait connoître qu'il rampe des vaisseaux sanguins très-petits sur la surface fœtale du placenta; que celle-ci laisse transsuder une portion du fluide aqueux qui a été injecté dans les vaisseaux ombilicaux; qu'on y rencontre très-fréquemment de l'eau épanchée entre les deux membranes, etc. Tout ceci paroît indiquer qu'il se fait une exhalation séreuse par la surface lisse de cet organe. Cependant la principale source des eaux de l'amnios doit être cherchée dans toute l'étendue des membranes de l'œuf.

La membrane caduque, avons-nous dit, existe avant qu'on reconnoisse positivement le fœtus. En attendant que celui-ci soit apparent, elle peut recevoir sa parfaite organisation. Pendant ce temps, les vaisseaux utérins peuvent se continuer en elle, de manière que dès que l'œuf, formé par le chorion et l'amnios, paroît dans l'intérieur de la matrice, ils se prolongent sur ces membranes de la manière que j'ai indiquée en parlant de la structure de ces enveloppes. Il résulte aussi de ce que j'ai dit sur les vaisseaux de la membrane caduque, que leur grand nombre, leur mode de distribution uniforme et constant, démontrent un usage plus important que celui de nourrir ces membranes; usage qui ne peut consister que dans la sécrétion d'un fluide lymphatique qui s'échappe, par voie d'exhalation, de la surface fœtale de l'amnios. D'après ceci, il me paroît qu'on peut établir une analogie de fonctions entre le péritoine, etc., et les membranes de l'œuf. L'argument dont s'est servi Haller pour prouver le contraire, peut être facilement combattu. Si l'humeur de l'amnios s'accumule à une grande quantité; si elle n'est pas, comme celle du péritoine, réabsorbée de suite; cela vient de ce que les vaisseaux lymphatiques des membranes de l'œuf ou n'existent pas, ou sont trop petits et trop peu nombreux pour avoir échappé jusqu'ici à toutes les recherches. Quand même on voudroit admettre des orifices inhalans sur la surface lisse de l'amnios, comme il y en a d'exhalans, on devroit du moins trouver des branches et des troncs de vaisseaux lymphatiques dans la membrane caduque, comme on en trouve de vaisseaux sanguins; ce qui, jusqu'à présent, n'a pas encore été observé. Dans les quadrupèdes vivipares, dans lesquels les membranes sont manifestement l'organe sécréteur des eaux de l'amnios, on n'a encore rencontré aucun vaisseau lymphatique; on ne les a pas encore vus dans l'amnios des oiseaux. Cependant il me semble que, si l'eau de l'amnios devoit être absorbée par ces vaisseaux, ceux-ci, loin d'être petits et imperceptibles, seroient au contraire très-gros et très-apparens, comme il arrive dans tous les cas d'épanchement et d'infiltration.

§. 32. Mais si telle est l'origine de l'eau de l'amnios, si cette liqueur est continuellement sécrétée sans être reprise par les vaisseaux lymphatiques, il s'ensuivroit que, faute d'être renouvelée, elle resteroit la même depuis le moment de son apparition jusqu'à la fin de la grossesse; il s'ensuivroit qu'elle seroit d'autant plus abondante que le fœtus est plus près du terme de sa naissance; ce qui, comme chacun sait, n'a pas lieu. Pour pouvoir répondre à ces objections, il faut que j'anticipe sur une question que je traiterai dans la suite en parlant de la nutrition du fœtus.

§. 33. Je soutiens que le fœtus, baignant dans les eaux de l'amnios, absorbe de cette liqueur par toute l'habitude du corps. Cette opinion, tirée des anciens, admise par Kaau Boerhaave [1], par Levret [2] et par Buffon [3], a été combattue par Haller [4], et d'après lui par la plupart des modernes. Voici leurs motifs :

1. *Perspir. dicta Hippocr.* §. 1049.
2. *Art des accouchemens;* §. 417.
3. *Hist. nat. gen. et part.* t. II, pag. 398, 399; edit. in-4.°
4. *Elem. physiol.* t. VIII, pag. 205.

1.º, l'épiderme du fœtus est couvert d'un enduit caséiforme qui empêche toute absorption; 2.º, l'eau de l'amnios est trop visqueuse pour qu'elle puisse être absorbée facilement; et, 3.º, si elle étoit absorbée, elle s'infiltreroit dans le tissu cellulaire souscutané. Cependant les argumens de Haller sont trop foibles pour ne pas pouvoir être facilement réfutés. En effet, quand même il seroit prouvé que l'eau de l'amnios fût d'une nature visqueuse, ce qui n'est encore confirmé par aucune observation [1], les vaisseaux lymphatiques sont en état d'absorber des matières beaucoup plus onctueuses, telles que l'humeur contenue dans les capsules synoviales des tendons, etc.; et une fois contenues dans ces vaisseaux, ces liqueurs ne s'infiltreroient plus dans le tissu cellulaire, comme le prétend Haller, mais elles continueroient leur chemin, et se rendroient dans la masse du sang. Il est vrai qu'on ne peut disconvenir que le corps du fœtus est couvert d'un vernis caséeux qui empêche ou qui rend difficile toute absorption; mais cette circonstance n'a lieu que dans les derniers mois de la grossesse. C'est même cette considération qui me fait douter du mode d'origine qui a été attribué à ce vernis. Quoi qu'en disent les différens auteurs, et récemment les citoyens Buniva et Vauquelin [2], je ne crois pas que la matière qu'on trouve sur le corps du fœtus, au moment de sa naissance, soit déposée par les eaux de l'amnios; il me semble plutôt qu'elle provient du fœtus, et qu'elle est vraisemblablement le produit d'une sécrétion qui se fait dans son organe cutané [3]. S'il étoit vrai que les eaux de l'amnios déposassent cette matière, je demanderois pourquoi on ne la rencontre jamais dans les embryons et dans les fœtus du

---

1. Van den Bosch, *Dissert. de natura et utilitate liquoris amnii*; §. 12.

2. *Mémoire sur l'eau de l'amnios de femme et de vache*; Annales de chimie, Ventôse VIII.

3. Cette opinion n'est cependant pas tout-à-fait nouvelle; je la trouve énoncée dans l'ouvrage de Plenck (*Anfangsgründe der Geburtshülfe*; 2te Auflage, Seite 52); mais cet auteur ne l'a appuyée d'aucune preuve.

premier âge ? Je crois pouvoir soutenir, d'après ma propre expérience, qu'elle ne se trouve pas avant le sixième ou même le septième mois : si donc elle étoit fournie par les eaux, il n'y auroit
pas de raison pour que ce dépôt ne se fît pas plus tôt et à une
époque où leur quantité est plus considérable. Pourquoi, ensuite, ne trouve-t-on jamais ce dépôt sur la surface interne de
l'œuf, sur celle du cordon ombilical, même lorsque celui-ci est
passé autour d'un membre du fœtus ? On ne m'objectera pas que
des surfaces lisses ne sont pas susceptibles d'être tapissées d'un
enduit qui y seroit collé aussi fortement que l'est la matière caséiforme au corps du fœtus, car l'observation prouve tous les jours le
contraire. Combien de fois ne rencontre-t-on pas du sang épanché
dans une cavité séreuse, qui se coagule et devient adhérent
à ses parois ? Combien de fois ne voit-on pas, dans les cadavres
de femmes mortes de fièvre puerpérale, la matière épanchée dans
le bas-ventre s'attacher aux surfaces lisses ? Mais accordons que
la matière caséeuse se rencontre sous la forme de flocons dans
l'eau de l'amnios, qu'on peut l'obtenir de celle-ci par la filtra-
tion, qu'elle se dépose à la longue par le repos dans lequel on
tient la liqueur ; cela prouve-t-il qu'elle provient originairement
de cette dernière ? N'est-il pas aussi naturel de croire qu'elle est
primitivement sécrétée par la peau du fœtus, et que de là elle
passe successivement dans l'eau de l'amnios ? Les auteurs du
mémoire que je viens de citer, attribuent la formation de cette
matière à une dégénérescence de l'albumine contenue dans l'eau
de l'amnios : par là on pourroit expliquer pourquoi, dans les
premiers mois de la grossesse, il ne se fait point de sédiment.
Cependant, comme ils ne donnent cette assertion que pour
une simple conjecture, et cette dernière circonstance pouvant
être expliquée d'une manière plus naturelle, il est inutile,
ce me semble, de s'y arrêter. Il y a encore d'autres argumens
en faveur de l'opinion que je soutiens, et qui se tirent de la
prédominance du système glanduleux dans le jeune âge ; mais

il seroit trop long de les développer ici, et je les renvoie à l'article de la nutrition du fœtus.

§. 34. Après cette digression je reviens à mon sujet, et je dis que l'eau de l'amnios est absorbée par les vaisseaux lymphatiques, dont les orifices s'ouvrent à la peau ; et que cette absorption a particulièrement lieu dans les premiers mois de la grossesse, où le fœtus n'est pas encore couvert de la matière caséiforme, et où ses pores sont aussi ouverts et aussi distincts qu'ils le sont dans l'homme adulte. Comme il y a maintenant une sécrétion continuée, et une absorption permanente de la liqueur de l'amnios, on ne doit plus être embarrassé de savoir comment elle se renouvelle. On peut également rendre raison de ce que cette humeur est plus abondante dans les premiers mois et moins dans les derniers. Cela vient de ce que, dans les premiers temps de la grossesse, le sac formé par les membranes est d'autant plus considérable que le fœtus est plus petit; par conséquent l'organe sécréteur l'emporte sur celui qui absorbe. Ne voyons-nous pas, en effet, que la membrane caduque est alors plus épaisse, et qu'elle a beaucoup de replis qui servent tous à augmenter sa surface ? N'est-il pas constant qu'à cette même époque les membranes chorion et amnios ont plus d'étendue relativement à la grandeur de l'embryon ? L'organe sécréteur étant donc plus étendu dans les premiers temps de la grossesse, le produit de la sécrétion, les eaux de l'amnios, doivent être en plus grande quantité. Le contraire a lieu dans les derniers mois : la membrane caduque s'amincit considérablement à mesure que le terme de la naissance approche, elle s'efface même dans quelques endroits; par conséquent le nombre des vaisseaux étant diminué, il ne peut plus être sécrété la même quantité d'humeur qu'auparavant.

§. 35. Si maintenant nous voulons comparer la sécrétion dont il s'agit ici avec celle qui a lieu dans les autres membranes exhalantes, nous trouverons que la nature a pris un soin particulier pour la rendre régulière et constánte, et la soustraire à toutes les influences qui peuvent troubler celle des autres. Au lieu d'un tissu cellulaire commun, elle a choisi une substance particulière pour conduire les vaisseaux et pour attacher l'œuf à la matrice. Cette substance, dont les propriétés et les forces sont probablement inférieures à celles du tissu cellulaire, n'est jamais dans le cas de hâter, de ralentir ou de supprimer la circulation qui se fait en elle, comme il arrive dans ce tissu qui est doué de la contractilité. D'un autre côté, les extrémités exhalantes des vaisseaux ne se terminent pas au chorion, mais elles vont plus loin, et ne finissent qu'à l'amnios. Par là les effets qu'une congestion augmentée du sang pourroit produire dans l'ordre de la sécrétion, sont évités. Combien de fois n'arrive-t-il pas que le sang se porte avec plus d'impétuosité vers la matrice dans un moment que dans l'autre ? Or, il en résulteroit ce qu'éprouvent les autres organes, dans des cas pareils, savoir, un trouble dans la fonction qui leur est assignée.

Dans les quadrupèdes, la nature a travaillé au même but, quoique d'une manière différente. J'ai fait voir plus haut que la vie des membranes dépend de celle des fœtus, en ce qu'ils reçoivent leurs vaisseaux des vaisseaux ombilicaux, qui n'ont rien de commun avec ceux de la mère. Il suit de là que le sang peut se porter avec beaucoup de force dans la matrice, et que la circulation peut y être augmentée à un haut degré, sans que cette circonstance puisse influer sur l'œuf. Cette disposition ayant également lieu pour le placenta et les cotylédons, nous y trouvons la raison principale pour laquelle les avortemens sont très-rares dans les animaux et plus fréquens dans l'espèce humaine.

Enfin, les membranes de l'œuf ont peu ou point de vaisseaux lymphatiques. Ceci nous fait connoître que l'eau de l'amnios ne sauroit être détournée pour d'autres usages que pour ceux qui se rapportent au fœtus. Si, en effet, le chorion et l'amnios étoient garnis d'autant de vaisseaux lymphatiques que le péritoine, etc. , le fluide que ces membranes contiennent seroit également absorbé, et par ces vaisseaux, et par ceux qui s'ouvrent à la surface cutanée du fœtus ; il en arriveroit que l'absorption l'emporteroit sur la sécrétion, et on rencontreroit fréquemment des cas où la poche des eaux seroit parfaitement vide : ce qui, jusqu'à présent, a été rarement observé.

§. 36. En traitant de la membrane caduque, je l'ai présentée jusqu'à présent comme une espèce de tissu cellulaire qui accompagne les vaisseaux de la matrice dans les membranes séreuses de l'œuf. Cependant elle mérite encore d'être considérée sous un autre point de vue, que je n'ai fait qu'indiquer en passant ; c'est que, tant qu'elle est épaisse et molle, elle constitue la matière dans laquelle les vaisseaux ombilicaux prennent leur développement. Nous trouvons, en effet, que les flocons qui forment l'ébauche du placenta sont implantés dans cette substance ; et dans les quadrupèdes nous voyons que c'est elle qui contribue le plus à la formation de la partie fœtale des cotylédons. Sous ce rapport, la membrane caduque de l'homme et des quadrupèdes vivipares seroit parfaitement analogue à l'aire grumelée qu'on remarque dans l'œuf incubé, et dans laquelle on aperçoit les premières traces des vaisseaux ombilicaux des oiseaux. Elle constitue donc une partie essentielle à la nutrition du fœtus, parce que sans sa présence les vaisseaux du placenta ne pourroient se développer en aucune manière. Si nous voulions suivre plus loin le fil de l'analogie, nous trouverions dans la glu mucilagineuse qui entoure les œufs de la plupart des amphibies, une substance qui est aux fœtus des animaux, ce que la membrane caduque est aux fœtus des quadrupèdes vivipares, et ce que l'aire ombilicale est à ceux des oiseaux.

La structure des œufs des différens animaux nous fournit donc une nouvelle preuve que la nature se plaît toujours à employer les mêmes moyens lorsqu'elle veut parvenir aux mêmes résultats, mais qu'elle les modifie seulement d'après l'organisation plus ou moins simple des différentes espèces. C'est ce qui sera encore confirmé par ce que nous allons dire de l'alantoïde.

*L'alantoïde ; la vésicule ombilicale.*

§. 37. En traitant de l'alantoïde, mon intention n'est pas d'entrer dans tous les détails qui sont du ressort de l'anatomie comparée ; il me suffit de rappeler ici que son existence dans l'espèce humaine, admise par un grand nombre d'anatomistes (Diemerbroeck, Fabrice d'Aquapendente, Munnicks, Bartholin, Littre, Needham, de Graaf, Hale, Eglinger, Keil, etc.), a été contestée par d'autres (Noortwyck, Ruysch, Heister, Trew, Monro, Rœderer, Hunter, Haller, etc.), de sorte qu'aujourd'hui il n'en est plus question lorsqu'il s'agit de faire l'énumération des membranes de l'œuf.

§. 38. Cependant, si l'on réfléchit sur ce que les recherches modernes nous ont appris relativement à la structure de l'œuf considérée dans les premiers temps de la grossesse, il est possible que les anatomistes qui ont décrit une membrane alantoïde à l'espèce humaine, ne se soient pas tout-à-fait trompés ; il est même assez probable qu'ils ont rencontré cette partie, à laquelle on a donné depuis le nom de *vésicule ombilicale.*

Comme cette dernière est encore peu connue, et qu'elle n'a pas encore attiré toute l'attention qu'elle mérite, je rapporterai les diverses descriptions que les auteurs en ont données, et je dirai ensuite ce que mes propres recherches m'ont appris à son sujet.

§. 39. Diemerbroeck [1] a déjà trouvé, dans trois œufs avortés, dont l'un étoit de la septième semaine de la grossesse, une bulle de la grosseur d'une petite aveline, remplie d'une humeur crystalloïde. Cette bulle, qui n'étoit sans doute autre chose que la

---

1. *Opera omnia*, pag. 263-265 ; edit. 1687,

vésicule ombilicale, étoit contenue dans l'amnios et nageoit dans l'eau que celui-ci renferme.

Albinus est le premier qui ait bien décrit la vésicule ombilicale [1]. Il l'a trouvée dans un œuf qui avoit été rendu en entier par un avortement. Elle étoit située à l'endroit de l'insertion du cordon ombilical au placenta, sous l'amnios, et dans l'espèce d'entonnoir que fait cette membrane par son décollement d'avec le chorion. Elle resta la même après qu'on eut séparé tout-à-fait l'amnios. D'une de ses extrémités partoit un filet blanc qui marchoit avec les vaisseaux ombilicaux dans l'épaisseur du cordon. Ayant observé une seconde fois la même vésicule, Albinus s'est convaincu que ce filet étoit un canal rempli de sang.

Après Albinus, la vésicule ombilicale a été rencontrée par Bœhmer [2], dans un œuf du troisième mois de la grossesse. Elle se trouvoit encore à la base du cordon ombilical, entre l'amnios et le chorion; elle contenoit une petite quantité d'un fluide très-diaphane, et dégénéroit par sa petite extrémité en un filet blanc qu'il ne fut pas possible de suivre plus loin, à cause de la mollesse excessive des parties.

Ce que Albinus et Bœhmer n'ont pu faire relativement à la dissection ultérieure du filet qui sort de la vésicule ombilicale, Wrisberg [3] l'a exécuté sur un fœtus de dix semaines qui avoit été expulsé avec la totalité de l'œuf. Ici la vésicule étoit encore placée entre les deux membranes, mais à quelque distance de l'insertion du cordon; elle étoit de figure elliptique, remplie d'une petite quantité de liqueur limpide, se terminant par une de ses extrémités en une espèce de pointe, qui donnoit naissance à un filet extrêmement grêle. Ce filet marchoit sous l'amnios, se

---

1. *Annot. acad.* lib. 1, cap. 19, pag. 74, 75.

2. BOEHMER et MADAI; *Dissert. sist. anatom. ovi hum. fœcundati sed deformis*, pag. 4 et 23, fig. 3, 4.

3. *Descriptio anatomica embryonis, observationibus illustrata;* observ. 2, n.° 3, fig. 1, 2, 3.

dirigeoit vers le cordon ombilical, et finissoit par être reçu dans l'épaisseur de ce dernier. Examiné ici à un verre convexe, qui grossissoit quatre fois, on l'a trouvé formé de deux filets qui, réunis aussi long-temps qu'ils étoient contenus dans le cordon, s'écartoient l'un de l'autre, en divergeant de l'endroit où le cordon s'inséroit dans le bas-ventre. Reçus dans la cavité abdominale, ils descendoient entre les circonvolutions des intestins : l'un d'eux se terminoit dans le mésentère, en passant devant l'estomac et la rate ; l'autre alloit gagner les membranes qui enveloppent le duodenum, et disparoissoit à l'endroit où le pancréas s'unit à cet intestin. La grande ténuité de ces filets a empêché M. Wrisberg de reconnoître s'ils étoient creux ou solides ; mais dans des observations postérieures il s'est assuré, par le moyen de l'injection, que ce filet n'étoit qu'une artère qui se détachoit de celles de l'épiploon, et qui se ramifioit par des branches extrêmement fines sur la vésicule elle-même [1].

Cette dernière observation a été confirmée par les recherches de G. Hunter. On trouve dans son grand ouvrage [2] plusieurs figures qui représentent la vésicule ombilicale dans la cinquième et la neuvième semaine de la grossesse, et dans chacune on voit des vaisseaux qui se ramifient sur sa membrane : aussi cet auteur dit-il expressément que les filets blancs qu'on remarque ordinairement alors, ne sont que les restes des vaisseaux.

Les observations de Sandifort [3], sur la vésicule ombilicale, ne diffèrent en aucune manière de celles qui viennent d'être rapportées : cet auteur n'a fait que changer le nom de cette partie ; il l'appelle *processus infundibuliformis amnii.* Il ajoute qu'il en sort un filet blanc, qui procède avec les vaisseaux ombilicaux.

---

1. Hallers *Grundriss der Physiologie ;* Ausgabe von Leveling, Seite 799, Not. 641.

2. *Anat. uteri hum. gravid. tab. illust.* Tab. XXXIII, fig. 5, 6 ; tab. XXXIV, fig. 2, C.

3. *Observ. anat. pathol.* l. 3, cap. VI, pag. 93, tab. VIII, fig. 4, 5.

Blumenbach [1] a également vu la vésicule ombilicale, et il observe qu'elle a été si souvent remarquée dans les trois premiers mois de la grossesse, qu'il faut la considérer comme une partie constante appartenant à l'organisation de l'œuf, et nullement comme le produit d'un état contre nature.

Ce même sentiment est appuyé par Sœmmering [2]. Ce célèbre anatomiste regarde la vésicule ombilicale comme très-importante, par la raison qu'on la trouve constamment dans les fœtus des premiers mois de la grossesse. Dans des embryons très-petits, il l'a vue surpasser en grandeur l'embryon même : dans un autre cas, il l'a vue séparée des autres parties de l'œuf, et nageant dans les eaux de l'amnios sous la forme d'une bulle remplie d'une humeur diaphane.

§. 40. J'ai eu l'occasion d'observer deux fois la vésicule ombilicale dans des œufs rendus en entier par des avortemens. La première fois, je l'ai rencontrée sur un œuf expulsé à peu près vers le cinquantième jour de la grossesse; la seconde, sur un œuf du troisième au quatrième mois de la gestation. Dans le premier cas, elle étoit située très-près de l'embryon, et elle étoit contenue entre le chorion et l'amnios, qui constituoient alors des membranes extrêmement minces [3]. Vue à l'œil nu, elle sembloit tenir au corps de l'embryon et en faire une continuation : examinée sous le microscope, je trouvai qu'elle se terminoit en forme d'entonnoir, et qu'elle étoit adhérente à la petite extrémité du fœtus, où elle formoit un étranglement. Ses dimensions, prises dans tous les sens, étoient de sept millimètres (à peu près $3\frac{1}{4}$ lignes). Ayant été soufflée par un trou qu'on y avoit pratiqué, elle prit une forme sphérique; elle retenoit très-bien l'air, car, quoiqu'on y ait soufflé assez fortement, elle n'en a pas été déchirée.

---

1. *Comment. soc. Gœtting.* vol. IX, pag. 28, fig. I. *Inst. physiol.* §. 573 ; edit. 1798.

2. Hallers *Grundriss der Physiologie;* Ausgabe von Leveling, Seite 800. Sœmmering ; *Icon. embr. hum.* Francof. 1799. Tab. I, fig. 2.

3. Voyez la figure représentée sur la première planche.

Cette insufflation ne m'a pas fait découvrir de conduits qui se rendissent à quelque partie de l'œuf; les filets creux qui vont au corps de l'embryon n'ont pu être aperçus, attendu que la vésicule étoit adhérente à ce dernier. Cependant j'ai vu des vaisseaux ramper sur sa surface. Après avoir entièrement dépouillé la vésicule de l'amnios qui la recouvroit immédiatement, je l'ai examinée avec la plus forte lentille. J'ai remarqué que la membrane qui constituoit la vésicule avoit une structure granuleuse, et que, dans les endroits où les granulations étoient plus nombreuses, la surface paroissoit tomenteuse et ponctuée.

Dans le second cas, j'ai trouvé la vésicule contenue entre les deux membranes, mais éloignée de l'insertion du cordon au placenta à la distance de six centimètres (à peu près deux pouces trois lignes). Elle étoit de figure ovoïde et paroissoit être contractée; son long diamètre étoit de quatre millimètres (environ deux lignes), le petit, de deux millimètres. De la petite extrémité il sortoit un fil extrémement fin, qui se perdoit dans la membrane amnios. Lorsque je soufflois de l'air dans la vésicule, elle prenoit la figure d'un grain de semence de chanvre; mais l'air ne passoit pas dans le filet dont je viens de parler. Dans le moment de l'insufflation il étoit facile de remarquer que ses parois étoient épaisses et opaques. Vue sous le microscope, on observoit distinctement que sa membrane étoit contractée et épaissie.

J'ai été à même d'observer les filets qui appartiennent aux vésicules ombilicales dans le cordon de quatre fœtus du troisième et du quatrième mois de la grossesse, mais qui étoient séparés de leur secondines. Je les ai trouvés, quant à leur marche et à leur direction, très-conformes à la description qu'en a donnée Wrisberg. L'un d'eux étoit supérieur et plus épais; l'autre, inférieur et plus mince. Le premier, étant reçu entre les circonvolutions des intestins, glissoit sur la convexité de quelques-uns de ces derniers et leur étoit attaché; il se dirigeoit cependant particulièrement vers le duodenum, et finissoit dans ses membranes, auxquelles il étoit très-adhérent, au point qu'on pouvoit par son moyen soulever l'intestin. L'autre filet montoit vers l'estomac et se terminoit dans le mésentère.

§. 41. Je regarde, avec les auteurs que je viens de citer, la vésicule ombilicale comme une partie constante, qui, à l'instar du placenta, constitue une espèce de prolongement du corps du fœtus. Mais, si l'existence de cette partie ne peut plus être révoquée en doute, on n'est pas encore d'accord sur ses usages. Les anatomistes qui l'ont décrite les premiers, n'osent pas décider si elle est analogue à l'alantoïde des quadrupèdes. Diemerbroeck cependant est d'un sentiment différent ; il pense que l'humeur subtile qui s'y trouve renfermée, sert à la formation et à l'accroissement du fœtus [1]. Blumenbach et Sœmmering [2] lui attribuent les mêmes usages : ils comparent la vésicule ombilicale avec la membrane qui contient la substance vitelline dans le poulet ; ils admettent que le liquide qui la remplit, se porte dans les intestins de l'embryon par les filets qu'on a découverts.

Cette opinion ne me paroît pas devoir être admise. Les filets dont je viens de parler n'établissent pas de communication entre la cavité de la vésicule et celle des intestins : les observations d'Albinus, de Wrisberg et de Hunter prouvent que ce ne sont que des vaisseaux sanguins ouverts ou oblitérés ; ce qui fait que la vésicule ombilicale n'a point d'analogie avec la membrane qui renferme le jaune de l'œuf. Cependant, sans perdre de vue les rapports qui existent entre le fœtus de l'homme et celui des animaux, je trouve qu'une autre partie, appartenant aux oiseaux et aux quadrupèdes vivipares, a beaucoup de ressemblance avec celle qui dans ce moment nous occupe. Je veux parler de l'alantoïde, qui, étant commune à tous les animaux à sang chaud [3], a été, selon moi, mal à propos refusée à l'homme seul. En éta-

---

1. L. c. pag. 265 - 267 : « *formatrices spiritus in bulla continentur.* »

2. L. c.

3. H*aller* ; *Formation du poulet*, t. II, pag. 134.

blissant un parallèle entre la vésicule ombilicale et l'alantoïde, nous trouverons des preuves suffisantes de cette assertion.

§. 42. Vers la fin du troisième jour de l'incubation, on voit s'élever, entre l'ombilic et la queue du poulet, une vésicule tendre, fermée de toutes parts. Cette vésicule, dont les parois sont composées de deux membranes, tient au fœtus par un pédicule vasculeux. Au dixième jour de l'incubation, elle occupe la majeure partie de l'œuf; en même temps les deux feuillets dont elle est composée s'écartent, et dans leur intervalle on trouve une masse féculente, blanche et réticulaire. Il se ramifie sur les deux feuillets des vaisseaux considérables, qui sont des branches des artères ombilicales et d'une grande veine qui s'insère à la veine cave, au-dessous du cœur. Outre ces vaisseaux, il y en a un autre principal, et qui, de concert avec l'artère ombilicale gauche, forme le pédicule. Ce pédicule est l'*ouraque*, ainsi appelé par Haller, parce qu'il paroît avoir une analogie avec celui des quadrupèdes. Son origine et sa terminaison sont peu connues; d'une part il est uni à la vésicule, à laquelle Haller a donné en premier lieu le nom d'alantoïde [1], et en dernier lieu, celui de membrane ou de vésicule ombilicale [2]. Cette union se fait d'une manière qu'on ne sauroit déterminer; de là, il se dirige vers le rectum et s'y attache par deux petites cornes qui embrassent les deux côtés de cet intestin. Haller, quoiqu'il croie avoir fait passer une sonde par son épaisseur, et qu'il l'ait rempli d'air, n'ose pas décider si l'ouraque est un véritable canal, et s'il s'ouvre dans le rectum par un orifice distinct, attendu que ces expériences lui ont le plus souvent manqué.

§. 43. Il est connu que dans les quadrupèdes il existe une membrane distincte de l'amnios et des autres membranes, à laquelle on a donné de tout temps le nom d'alantoïde. Cette membrane forme une vessie très-longue et presque cylindrique,

---

1. *Formation du poulet*, t. II, pag. 133.
2. *Opera minora*, t. II, pag. 321, 322, 325.

ordinairement divisée en deux cornes, qui sont logées dans celles de la matrice, et qui sont remplies d'une humeur jaunâtre d'un goût salé. Dans cette même humeur nagent des portions coagulées, crasses et viscides, formant quelquefois un dépôt, qui dans le cheval a reçu le nom d'*hippomanès*. Du milieu de l'alantoïde il naît un conduit assez large, qui est reçu dans le cordon ombilical, et qui entre avec celui-ci dans le bas-ventre pour se terminer dans la vessie urinaire par un orifice très-ample. Cette membrane a reçu des vaisseaux sanguins. Haller les a vus en très-grand nombre dans la brebis; et j'ai observé la même chose. On ne lui a pas encore trouvé de vaisseaux lymphatiques.

§. 44. Quels sont maintenant les traits d'analogie qui existent entre l'alantoïde des animaux et la vésicule ombilicale de l'homme? Les voici :

La vésicule ombilicale dans l'espèce humaine est, comme l'alantoïde, une partie constante : son existence a été vérifiée et confirmée par beaucoup d'anatomistes; et si on ne l'a pas encore trouvée aussi souvent que les autres parties de l'œuf, cela vient sans doute de ce qu'on ne peut la voir que dans les premiers mois de la grossesse, et qu'étant distendue et pleine d'un liquide, elle se rompt par les efforts de l'avortement, de sorte qu'on ne peut bien l'observer que dans des œufs rendus en entier. Comme celle des animaux, elle est faite d'une membrane transparente, contient une humeur claire et lymphatique, et se trouve contenue entre les autres membranes de l'œuf. Elle reçoit aussi des vaisseaux sanguins, qui, comme dans les animaux, viennent du fœtus, et qui se ramifient dans toute son étendue.

Cependant il y a quelques caractères qui la font différer jusqu'à un certain point de l'alantoïde. 1.º Elle ne subsiste pas jusqu'à la fin de la grossesse, tandis que l'alantoïde des quadrupèdes et des oiseaux reste jusqu'à l'exclusion du fœtus. 2.º Jusqu'à présent on n'a pas encore trouvé de pédicule à la vésicule ombilicale. Or, il existe un pédicule dans les quadrupèdes, qui constitue l'ouraque, lequel est très-ouvert et s'insère dans la vessie. Dans les oiseaux, il finit au rectum, quoiqu'on ne soit pas encore d'accord sur sa nature creuse ou solide. L'ouraque existe toujours dans l'homme, quoiqu'on ne l'ait pas encore suivi jusqu'à la vésicule; dans le fœtus, on le rencontre quelquefois sous la forme d'un canal ouvert, qui s'étend même jusques dans le cordon ombilical, où il disparoît. Cependant, dans la plupart des cas, il ne communique plus avec la cavité de la vessie au moment de la naissance; mais on trouve au fond et à la surface interne de celle-ci une papille éminente, semblable à celle qui contient les points lacrymaux. Dans l'homme adulte, l'ouraque est un cordon ligamenteux qui part du sommet de la vessie, et qui finit à l'ombilic. D'après les recherches du citoyen Portal [1], l'ouraque dans le fœtus est formé, depuis l'âge de trois mois, de quatre filamens exactement réunis, mais qui, à très-peu de distance de la vessie, se séparent l'un de l'autre, pour former une espèce de patte d'oie, laquelle se confond avec les trousseaux musculeux de ce viscère.

§. 45. Malgré ces différences entre la vésicule ombilicale de l'homme et l'alantoïde des animaux, je suis néanmoins porté à croire que non-seulement ces parties sont semblables par leur nature, mais même par leurs usages.

L'observation que je crois avoir faite le premier, par laquelle j'ai vu que la vésicule étoit immédiatement attachée à l'extrémité inférieure de l'embryon, et sortoit pour ainsi dire de son ventre, me porte à admettre que cette disposition pourroit avoir lieu dans tous les cas et dans tous les embryons de cet âge, de sorte que cette vésicule doit, d'après son usage, être attachée à l'ombilic aussi long-temps que sa présence est nécessaire, mais que, lorsqu'elle a rempli ses fonctions, qui n'ont lieu que dans les premières semaines de la grossesse, elle s'en éloigne jusqu'à ce que, par l'accroissement du cordon ombilical et des autres parties de

---

1. *Mém. de l'acad. de sciences*, année 1769, page 287.

l'œuf, elle soit forcée de gagner la face fœtale du placenta, où elle disparoît. Si nous voulons faire attention à l'accroissement successif du fœtus et à l'état de la vésicule dans les différentes époques de la gestation, nous serons convaincus de la justesse de cette remarque. En effet, nous voyons qu'au commencement la vésicule touche le corps de l'embryon; alors elle est la plus grande, proportionnellement à celui-ci, comme l'inspection de la figure première [1] le démontre. Quelque temps après, elle se trouve dans l'épaisseur du cordon ombilical; il paroît que c'est dans cet état que Ruysch l'a observée, et que pour cette raison il l'a appelée *hydatide du cordon* [2]. Plus tard, on l'observe à l'endroit de l'insertion du cordon ombilical au placenta; c'est à cette époque qu'elle a été observée par Hunter. Plus tard encore, elle est placée plus loin que l'insertion du cordon, c'est-à-dire, à la face fœtale du placenta. C'est dans cet endroit qu'elle a été trouvée par Wrisberg et Sœmmering; elle étoit alors plus petite en proportion du fœtus, comme on peut s'en convaincre par l'inspection des figures que je viens d'indiquer. Enfin, lorsque le fœtus est entre le troisième et le quatrième mois, elle se trouve vers le disque du placenta (§. 40). C'est à cette époque que je l'ai vue moi-même; elle étoit alors très-petite et contractée, et n'avoit que quatre millimètres dans sa plus grande largeur. Après ce temps on ne la distingue plus, sans doute par la raison que, ne faisant plus de fonctions, elle se contracte, en même temps que la matrice et les eaux exercent sur elle une compression qui achève de la détruire. En ceci, elle peut être comparée à la membrane pupillaire, qui disparoît aussi dans le fœtus, dès que sa présence n'est plus nécessaire. Il est probable que, tant qu'elle est unie à l'embryon, la vésicule ombilicale est en rapport avec les rudimens de la vessie urinaire, ou avec celle-ci même, si elle est déjà formée, quoique cela soit difficile de vérifier,

---

1. Tab. 1.
2. *Thes. anat. VI*, n.° 45, tab. 2, fig. 3.

à cause de l'exilité des parties : car pourquoi la vésicule ombilicale ne communiqueroit-elle pas alors avec la vessie par le moyen de l'ouraque, comme dans les animaux ? Qu'on compare la figure représentée sur notre première planche avec la première et la seconde figure de la seconde planche de la dissertation de Kuhlemann [1], et on sera convaincu de l'identité parfaite qui existe entre ces parties. On trouvera dans cette planche l'alantoïde également attachée à l'extrémité inférieure de l'embryon de la brebis. On la verra également sans pédicule, et très-grande relativement au fœtus ; on s'assurera que la grandeur de celui-ci est égale à celle de l'embryon représenté sur notre première planche ; en un mot, on jugera que la disposition et le rapport de ces parties sont exactement les mêmes, avec cette seule différence, que la vésicule ombilicale est sphérique, et que l'alantoïde est partagée en deux cornes à l'instar de la matrice. Or, si dans l'embryon de la brebis l'alantoïde est en rapport avec la vessie urinaire, par le moyen de l'ouraque, comme personne n'en doute, et comme le prouve la dissection lorsque la grandeur des organes du fœtus le permet, il doit en être de même de la vésicule ombilicale de l'homme. Celle-ci doit donc également avoir son ouraque, mais différant seulement de celui des quadrupèdes en ce qu'il ne reste pas aussi long-temps ouvert ; ce qui provient manifestement de ce que la vésicule s'éloigne du fœtus, et cesse ses fonctions avant que nous soyons en état de soumettre les parties à l'analyse anatomique. Il ne faut donc plus s'étonner de n'avoir pas trouvé l'ouraque ouvert dans le fœtus de trois et de quatre mois, parce qu'à cette époque la vésicule cesse d'être en rapport avec la vessie urinaire, comme le démontrent son éloignement, et sa séparation totale, observée par Sœmmering. Il ne faut pas non plus s'obstiner à vouloir chercher l'ouraque dans l'épaisseur du cordon ombilical, parce qu'il n'a jamais été contenu dans celui-ci, excepté, peut-être, dans une très-petite étendue. Cepen-

---

1. *Dissert. exhib. observat. circa negot. generat. in ovibus fact.* Lips. 1754.

dant il ne faut pas, d'un autre côté, admettre que l'ouraque, dans l'espèce humaine, soit une partie absolument inutile, comme le prétend C. F. Wolff [1]. Il ne faut pas non plus conclure, avec le citoyen Portal, que l'ouraque n'a jamais existé sous forme de canal, par la raison qu'on ne le trouve plus tel dans un fœtus de trois ou de quatre mois. Il y a, au contraire, des faits bien certains qui attestent que ce cordon ligamenteux a été rencontré ouvert, dans le fœtus comme dans l'adulte [2]. Si d'ailleurs cette partie n'est pas le résultat d'une oblitération du canal, si elle n'étoit faite depuis sa première origine que de quatre filamens, d'où viendroit la petite cicatrice en forme de papille que j'ai constamment remarquée dans la vessie du fœtus, dans l'endroit auquel l'ouraque répond ?

La vésicule ombilicale a donc, ce me semble, la plus grande analogie de structure et de rapports avec l'alantoïde des animaux. Les caractères par lesquels elle diffère de cette dernière, sont seulement relatifs à la durée de ses fonctions. Je suis porté à croire que cette durée est modifiée dans les différentes classes d'animaux. C'est ainsi qu'elle est très-courte dans l'espèce humaine, et la vésicule et ses dépendances disparoissent le plus tôt, parce que, le cordon ombilical ayant plus de longueur que celui des autres animaux, son accroissement en est plus rapide; ce qui fait que la vésicule est de bonne heure éloignée du fœtus et effacée. Il paroît que dans quelques quadrupèdes la fonction de l'alantoïde n'est pas persistante jusqu'à la fin de la grossesse, attendu que dans le fœtus du lapin on a trouvé l'ouraque oblitéré [3]. Il est possible que la même chose ait lieu dans le poulet. La raison pour laquelle Haller a trouvé dans quelques fœtus l'ouraque ouvert et dans d'autres fermé, dépend peut-être de ce qu'il l'a

---

1. *Acta Petrop.* 1779. P. 2 ; *de usu gland. thyr.*

2. ROESSLEIN ; *Diss. de diff. int. fœt. et adult. sect. post.* pag. 69, 70, 72.

3. NEEDHAM et de GRAAF : *Encyclopédie méthodique ; système anatomique, Quadrupèdes ;* T. II, pag. 562.

observé dans des époques différentes de l'incubation. Au reste, la disposition particulière de l'alantoïde des oiseaux ne doit pas constituer une différence entr'elle et la vésicule ombilicale ; car si la première se termine dans le rectum, cela vient de ce que ces animaux sont dépourvus de vessie urinaire, et qu'ils ont un réservoir commun pour les urines et les matières fécales.

§. 46. Mais ne pourroit-on pas m'objecter que l'alantoïde, dans les quadrupèdes, étant destinée à recevoir l'urine, il est peu probable que la vésicule ombilicale dans le fœtus humain serve aux mêmes usages ? d'où il suivroit que le rapport entre ces deux parties ne peut pas être tel que je le suppose. Il est vrai que la vésicule ombilicale n'est point dans le cas d'admettre de l'urine, parce qu'elle existe seulement dans les trois premiers mois de la grossesse, à une époque où les reins ne sont pas encore formés, ou sont très-petits. Cependant j'espère pouvoir répondre à cette objection, après être entré préalablement dans quelques détails sur la disposition et la nature de l'alantoïde dans les quadrupèdes.

§. 47. Haller, qui a suivi l'accroissement successif du fœtus dans les oiseaux et les quadrupèdes [1], dit qu'au dix-septième jour après la conception, on voit dans l'œuf de la brebis la première trace de la membrane alantoïde, avant d'apercevoir une partie quelconque du fœtus [2]. Au dix-neuvième jour de la grossesse, on voyoit le fœtus avec le cordon ombilical. Le premier avoit- six lignes de longueur, le dernier étoit très-gros, l'alantoïde extrêmement longue et bicorne [3]. Au vingt-deuxième jour de la gestation, l'alantoïde avoit la longueur de dix-huit pouces, tandis que le fœtus étoit tout-à-fait mucilagineux et n'avoit pas un pouce de longueur [4]. Au vingt-quatrième jour, toutes les parties étoient encore plus prononcées ; le fœtus étoit mou,

---

1. *Opera minora*, t. VIII ; *de quadrup. utero, conceptu et fœtu*, pag. 422 et suiv.
2. L. c. Ovis XXXV.
3. Ibid. Ovis XXXVII.
4. Ibid. Ovis XXXVIII.

l'alantoïde très-longue, l'ouraque très-ample *(urachus ingens)* [1].
Au vingt-neuvième jour, l'alantoïde contenoit de la gelatine et
avoit dix-huit pouces de longueur, tandis que l'œuf entier
avoit seulement autant de lignes [2]. Au quarantième jour, l'alantoïde étoit longue de vingt-deux pouces, l'amnios de seize
lignes, et le fœtus de quatorze [3]; et dans une observation précédente, où le fœtus étoit encore plus petit, l'alantoïde étoit
remplie de fluide. Au cinquante-cinquième jour, l'alantoïde
étoit cent fois plus grande que l'amnios, et remplie de mucus;
le fœtus, au contraire, de la grandeur de deux doigts : tous
ses organes étoient bien exprimés; mais, de toutes ses parties,
l'ouraque étoit celle qui étoit le mieux formée [4]. Dans un
fœtus de la chèvre, du dix-huitième jour de la grossesse,
l'alantoïde étoit longue de deux pieds, le fœtus lui-même,
de vingt lignes, et les reins, de vingt-deux centièmes de
pouce [5].

Quant à l'alantoïde du poulet, celle-ci est la plus grande vers
le milieu de l'incubation; elle reçoit alors la plus grande quantité
de sang, et un nombre de vaisseaux plus considérable qu'il ne
s'en trouve dans tout le reste du fœtus. Mais vers l'exclusion du
poulet, tous ces vaisseaux se dessèchent en premier lieu et se
réduisent à quatre, qui eux-mêmes disparoissent par la suite
avec l'alantoïde, de sorte que dans le poulet sorti de la coque
on n'en trouve plus le moindre vestige [6].

§. 48. Il suit de toutes ces observations, que la membrane alantoïde est, de toutes les parties de l'embryon, celle qu'on aperçoit
la première; que cette alantoïde est d'autant plus grande que le
fœtus est petit; que la grandeur et la dilatation de l'ouraque sont
en rapport inverse avec la grandeur du fœtus; que l'alantoïde et

---

1. Haller; l. c. Ovis XXXIX.
2. Ibid. Ovis XLII.
3. Ibid. Ovis XLV.
4. Ibid. Ovis L.
5. Ibid. Obs. LIII.
6. L. c. pag. 412.

l'ouraque sont préexistans, et remplis de fluide avant que les reins soient formés; qu'enfin, l'alantoïde n'est nullement en proportion avec ces viscères lorsqu'ils existent. Tout ceci me fait conclure maintenant, *que non-seulement l'alantoïde dans les animaux quadrupèdes n'est pas analogue à celle des oiseaux et à la vésicule ombilicale de l'homme, mais que ni l'une ni les autres ne sont destinées à recevoir l'urine.* Je pense que l'opinion contraire est invraisemblable, et qu'elle ne peut nullement être admise.

En effet, Haller avoue déjà s'être trompé en assignant à l'alantoïde des oiseaux l'usage de recevoir l'urine du réservoir commun de cette humeur; cette erreur, dit-il, venoit de ce qu'il s'étoit fié à ce que d'autres anatomistes avoient admis, et de ce qu'il n'avoit pas encore lui-même consulté l'expérience et l'observation [1]. J'ose prétendre qu'on s'est également trompé sur l'usage de l'alantoïde dans les quadrupèdes : j'ose attaquer une opinion accréditée depuis des siècles, et répétée par tous les anatomistes. Je me fonde sur les mêmes observations que j'ai citées de Haller, et que j'ai en partie vérifiées. J'ai disséqué plusieurs matrices de brebis et de vaches pleines. Dans un cas où le fœtus avoit un décimètre et cinq centimètres ( à peu près cinq pouces neuf lignes) de longueur, l'alantoïde étoit longue d'un mètre et de cinq décimètres (à peu près quatre pieds six pouces), et sa largeur étoit de quatre centimètres et cinq millimètres (à peu près de vingt lignes). Dans un autre cas le fœtus étoit long d'un décimètre (environ quatre pouces), tandis que l'alantoïde avoit un mètre et trois décimètres (environ quatre pieds) de longueur. On trouve donc constamment, et dans tous les animaux, que l'alantoïde est proportionnellement d'autant plus longue et plus considérable, que le fœtus est plus petit. Ceci est prouvé par l'observation rigoureuse et par le raisonnement : car il seroit absolument impossible que

---

1. *Elem. physiol.* t. VIII, pag. 206.

l'accroissement de l'alantoïde suivît la même progression , et que cette membrane restât avec le fœtus dans le même rapport qu'elle avoit lors des premiers temps de la gestation ; les dimensions de cette partie deviendroient énormes, et elle ne pourroit plus sur la fin être contenue dans la matrice. Cependant ceci devroit arriver d'après l'hypothèse que nous combattons , attendu que l'urine est censée être sécrétée plus abondamment à mesure que le fœtus approche de sa perfection. D'un autre côté, pourquoi les fœtus de certains quadrupèdes sécréteroient-ils de l'urine, tandis qu'il en est chez lesquels il est manifeste que cette fonction ne s'exerce point ? A quelle différence d'organisation tient-il, que dans les uns cette fonction s'établit de préférence et qu'elle n'a pas lieu dans les autres ? J'ai examiné les reins des fœtus de quadrupèdes, et je n'y ai rien trouvé qui ait pu fournir une explication quelconque de ce phénomène ; j'ai observé, au contraire, que dans un cas où l'alantoïde et l'ouraque étoient extrêmement amples, les reins étoient très-petits, décolorés et pâles, comme le sont des organes dont l'action est supprimée, ou dont la fonction n'a pas encore commencé, les uretères à peine visibles, la vessie urinaire rétrécie. Pourquoi la sécrétion des urines seroit-elle la plus importante de toutes les fonctions du fœtus et de l'embryon, si l'on veut avoir égard, non à la grandeur des organes sécréteurs, mais à la capacité du réservoir ? Seroit-ce parce que la durée de la gestation est plus longue dans certains animaux qu'elle n'est dans l'homme ? Mais on trouve l'alantoïde dans la brebis, dans le cerf, dans le cochon, dans le lièvre, dans le chien, dans le chat, dans le lapin, etc., lesquels, comme on sait, mettent bas à un terme plus court.

Il est à regretter que l'analyse chimique de la liqueur de l'alantoïde n'ait pas encore été faite comme l'a été celle des eaux de l'amnios, pour savoir si elle contient les principes de l'urine. Les observations par lesquelles on lui a trouvé un goût salé, ont été contredites par d'autres, dans lesquelles on l'a reconnue absolument fade [1]. Les expériences que Daubenton [2] a instituées, et par lesquelles la liqueur de l'alantoïde, traitée par le feu, a exhalé une odeur urineuse, doivent être répétées aujourd'hui, pour qu'on puisse prononcer avec certitude sur sa composition chimique. Mais, quelle que soit sa nature, il me paroît démontré qu'elle ne peut pas être le résultat d'une sécrétion rénale. En effet, quelle seroit l'origine de l'eau de l'alantoïde dans le cas où les reins ne sont pas encore formés ? Croira-t-on que le liquide dont Haller a trouvé l'alantoïde remplie, ait été fourni par les reins d'un fœtus qui n'avoit pas quatorze lignes de longueur ? Est-il vraisemblable qu'une alantoïde longue de deux pieds ait été créée pour deux organes sécréteurs, dont chacun avoit vingt-deux centièmes de pouce de grandeur ? Enfin, pourquoi la nature a-t-elle pris un soin particulier à former, avant tous les autres organes, une partie dont l'utilité, si elle est telle qu'on l'a indiquée jusqu'à présent, n'a lieu que dans des temps postérieurs ? Haller a fait la plupart de ces remarques, et cependant il persiste à croire que la liqueur de l'alantoïde est l'urine des jeunes animaux. Il emploie même cette opinion comme une preuve en faveur de sa théorie de la génération. Il dit dans son *Traité de la formation du poulet* [3] : « Les reins encore invisibles fournissent « déjà de l'urine à une alantoïde considérable. Ce phénomène « paroît confirmer le système du développement, parce qu'il « démontre que des organes fluides et invisibles sont déjà parfai- « tement formés, puisqu'ils s'acquittent des sécrétions. » Je suis certain qu'aujourd'hui un pareil raisonnement, par lequel on voudroit expliquer l'action d'un organe qui n'est pas visible, ne seroit admis par personne.

§. 49. En traitant de la nutrition du fœtus en particulier, je reviendrai sur l'usage qu'on peut assigner à l'alantoïde. Il me

---

1. HALLER; *Elem. physiol.* t. VIII, pag. 206.

2. *Mém. de l'acad. des sciences;* année 1752, pag. 39 et suiv.

3. T. II, pag. 191, 192.

suffit d'avoir établi jusqu'à présent, *que tous les animaux à sang chaud, examinés jusqu'à présent, ont dans le principe de leur formation une vésicule attachée à leur corps: que cette vésicule, qui a reçu le nom d'ombilicale dans l'espèce humaine, de membrane alantoïde dans les quadrupèdes et les oiseaux, n'est nullement destinée à servir de récipient à l'urine, mais que son utilité n'a lieu que dans les premiers temps de la grossesse: enfin, que dans quelques animaux elle disparoît avant la naissance, et que dans d'autres elle persiste jusqu'à cette époque; différence qui paroît devoir être attribuée à ce que dans les premiers le cordon ombilical croît très-rapidement, tandis qu'il n'en est pas de même dans ceux chez lesquels la vésicule reste.*

§. 5o. J'observe encore, relativement à la vésicule ombilicale de l'homme et des animaux, que les phénomènes qu'elle nous présente dans des différentes époques, sont une preuve de la tonicité dont sa membrane jouit. Il paroît qu'en vertu de cette force l'ouraque est la première partie qui s'oblitère dès que sa fonction cesse dans le fœtus. C'est ainsi qu'on rencontre ce canal fermé dans le poulet; c'est ainsi qu'on l'a trouvé dans le fœtus du lapin, et qu'il se présente ordinairement dans l'espèce humaine. Vient ensuite le corps de la vésicule, qui diminue de capacité à mesure qu'elle s'éloigne de l'embryon. J'ai rapporté un cas où elle étoit si petite qu'elle n'avoit pas la grandeur d'un grain de chanvre, et où ses parois étoient visiblement épaissies et contractées. Enfin les vaisseaux de cette partie, qui sont également forcés de s'allonger, diminuent en nombre et en diamètre jusqu'à ce qu'ils finissent par s'oblitérer et par ne plus être que des filets solides, extrémement minces, qui disparoissent totalement par la suite, et qui seulement, dans des cas très-rares, restent visibles dans le cordon ombilical d'un enfant à terme. Il est plus que probable que cette même force tonique est tombée en partage aux autres membranes de l'œuf, attendu qu'elles sont toutes, ainsi que celle de la vésicule, des membranes diaphanes et exhalantes, analogues à la plèvre, au péritoine, etc. Si les effets de la tonicité ne peuvent aussi aisément être aperçus au chorion et à l'amnios, cela vient de ce qu'ils ne se trouvent jamais dans le même cas que la vésicule ombilicale, parce que leurs fonctions subsistent jusqu'au dernier moment de la grossesse.

## I I. *Le Placenta.*

§. 51. Je ne m'arrêterai pas à décrire la conformation externe du placenta, parce qu'elle a été suffisamment indiquée par les anatomistes et les accoucheurs. Cependant, pour pouvoir m'étendre sur la structure intime de cette partie, je dirai seulement deux mots sur les différences qu'elle présente dans les diverses périodes de grossesse.

§. 52. Le placenta n'existe pas dans les premiers jours que l'œuf commence à être apparent, c'est-à-dire, jusques vers la fin du premier mois; on ne rencontre alors que des flocons qui sortent uniformément de la surface utérine du chorion (§. 16). Si on veut considérer l'assemblage de ces flocons comme un placenta, on peut dire que celui-ci a d'autant plus d'étendue que l'œuf est plus près de son origine. Au second mois de la grossesse, j'ai vu le placenta comprendre à peu près la moitié de la surface utérine de l'œuf; dans les mois suivans, il augmente ordinairement en épaisseur et diminue en largeur, jusqu'à ce que, dans un accouchement à terme, il constitue une masse spongieuse et vasculeuse, dont la surface, contiguë à la matrice, est divisée par des sillons en lobes irréguliers, auxquels on a donné le nom de *cotylédons.*

§. 53. La surface utérine d'un placenta à terme est couverte d'une membrane couenneuse, semblable par sa nature à la membrane caduque qui tapisse le chorion, et dont elle paroît même former une continuation. On trouve constamment cette membrane dans tous les placenta à terme. Elle tapisse les cotylédons; elle descend même dans les sillons qui les séparent. Elle est dans quelques endroits plus mince, dans d'autres plus épaisse, particulièrement là où elle se confond avec la membrane caduque du chorion. Elle est assez adhérente aux vaisseaux du placenta, au point qu'elle ne peut en être séparée sans déchirement; mais la macération la détruit, et alors les extrémités de ces vaisseaux se développent. Les vaisseaux qui lui appartiennent sont très-nombreux et lui sont fournis par ceux de la matrice [1]. Quoiqu'elle descende communément dans les scissures qui séparent les cotylédons, elle passe cependant souvent de l'un à l'autre, comme un pont sous lequel on trouve des caillots de sang. Elle forme de cette manière de véritables sinus, dans lesquels on trouve du sang épanché. C'est ainsi qu'on rencontre presque constamment autour du disque du placenta un sinus circulaire, auquel plusieurs veines assez considérables de la membrane caduque vont se rendre. Je me suis assuré de l'existence de ces sinus veineux, en détachant avec précaution la membrane couenneuse qui en forme l'extérieur; on trouve alors une tunique extrêmement mince et diaphane, qui constitue proprement le canal de la veine.

§. 54. Quoique la membrane dont il s'agit actuellement, soit de même nature que celle qui tapisse la surface utérine du chorion, avec laquelle elle semble se confondre, je ne crois cependant pas qu'elle ait été formée en même temps que cette dernière. En effet, je ne l'ai jamais rencontrée sur des œufs avortés dans les premiers mois de la grossesse. (Je ne parle pas ici des cas où la portion de la membrane caduque, qui s'interpose entre l'utérus et les flocons de l'œuf, existe encore; car cette membrane disparoît après que le placenta s'est greffé à la matrice.) Tous les placenta qu'on obtient par avortement ou par un accouchement prématuré, ne présentent pas une masse épaisse et solide; leurs surfaces utérines ne sont pas, comme celles des placenta à terme, figurées en lobes éminens et arrondis; on n'y aperçoit pas non plus des divisions en plusieurs cotylédons : mais tous les vaisseaux

---

1. Hunter; *Anat. ut. hum. grav.* tab. X, fig. 2, E.

qui le composent sont flottans et libres, comme ceux du placenta qu'on a fait macérer. J'ai eu occasion de m'assurer positivement que cette disposition ne provenoit pas de ce qu'on avoit arraché ces parties avec force de la surface interne de la matrice, comme on pourroit le croire. J'ai ouvert l'utérus d'une femme morte au cinquième mois de la gestation ; j'en ai extrait l'œuf en détachant le placenta avec précaution : j'ai trouvé les vaisseaux de ce dernier dans l'état que je viens de décrire, tandis que la surface contiguë de la matrice étoit inégale, rugueuse, présentoit des éminences et des excavations, mais n'étoit pas couverte de cette membrane qui doit tapisser le placenta, et qu'on auroit pu supposer avoir été détachée de celui-ci. Je crois pouvoir inférer de cette observation, que la membrane dont on trouve couverte la surface utérine d'un placenta à terme, n'existe pas dans le commencement de la grossesse, mais qu'elle est d'une formation postérieure, et ne s'observe qu'après le cinquième mois. Wrisberg [1] avoit déjà soupçonné que cette membrane pourroit bien être différente du chorion velouté (de la caduque), par la raison que ces deux membranes sont si légèrement unies qu'elles peuvent être séparées l'une de l'autre avec beaucoup de facilité.

§. 55. Le placenta de l'homme est, comme celui de la plus grande partie des quadrupèdes vivipares, composé de plusieurs portions ou lobes appelés cotylédons (§. 52); il y a cette seule différence que, dans le premier, les cotylédons sont réunis en un seul corps, tandis que, dans les animaux, ils s'attachent chacun séparément à la surface interne de la matrice. Cependant, quoique les cotylédons soient réunis dans l'espèce humaine, on ne peut pas dire pour cela qu'ils se confondent, ou qu'il y a une communication directe des vaisseaux de l'un dans ceux de l'autre. On peut s'en assurer en répétant les expériences de Wrisberg, qui consistent à injecter séparément un seul cotylédon ; on voit alors que rien ne passe dans celui qui lui est adossé. On remar-

---

1. *De struct. ovi et secund.* §. 183.

que même, dans quelques cas très-rares, une disposition semblable à celle qu'on observe dans les animaux, c'est-à-dire, des cotylédons isolés, qui ne tiennent au reste du placenta que par la continuation des membranes et des vaisseaux qui se ramifient à la surface fœtale [1].

§. 56. La structure du placenta est, comme l'on sait, vasculeuse; comme jusqu'à présent on n'y a pas encore trouvé de nerfs ni de veines lymphatiques, on peut dire que les ramifications des vaisseaux sanguins constituent presqu'entièrement la masse spongieuse de cet organe. Outre les vaisseaux, on y remarque encore un tissu cellulaire très-fin, qui lie les uns aux autres, ainsi que des fils blancs très-forts, qui ont l'aspect tendineux sans direction constante, et dont le nombre n'est pas égal dans tous les placenta. Nous allons examiner en détail toutes les parties constituantes de cet organe.

Les artères et la veine ombilicales, parvenues à la surface fœtale du placenta, s'y divisent en plusieurs grosses branches, qui sont situées non-seulement sous l'amnios, mais aussi sous le chorion, auquel elles sont intimement attachées, comme nous le ferons connoître plus bas. Ces branches gagnent les différens cotylédons dont le placenta est composé, de sorte que chaque cotylédon reçoit au moins une branche principale de chaque ordre de vaisseaux : car, quoiqu'il y ait deux artères contre une veine dans le cordon ombilical, il faut savoir que cette disposition se borne aux seuls troncs, et que dans toutes les divisions des vaisseaux il n'y a qu'une veine et une artère qui s'accompagnent; il est aisé de s'en convaincre par la seule inspection d'une partie du placenta injecté [2]. Parvenues dans les cotylédons, les branches artérielles et veineuses restent adossées l'une à l'autre; elles se divisent et se soudivisent à l'infini; elles sont liées les unes aux autres par un tissu cellulaire très-mince, lequel est facilement

---

1. HALLER ; *Elem. physiol.* t. VIII, pag. 225.
2. WRISBERG ; l. c.

détruit par la macération, de sorte que les plus petites branches, même les derniers rameaux, s'écartent, deviennent libres et flottans lorsqu'on les plonge dans un liquide. C'est ainsi qu'on les trouve représentés dans la dissertation de Wrisberg [1].

Quant au tissu cellulaire qui unit les différentes branches, il paroît provenir, soit de celui du cordon ombilical, soit de ce tissu couenneux qui s'enfonce dans la substance du placenta, en accompagnant les sinus veineux qui de la matrice vont se rendre dans l'intérieur de cet organe. Mais il faut observer que ce tissu cellulaire n'est pas abondant dans l'intérieur du placenta, qu'il n'y forme pas des mailles et des cavités; qu'il n'y est pas disposé d'une manière lâche, comme, par exemple, dans le tissu interlobulaire des poumons; mais qu'il y en a autant qu'il en faut pour lier les rameaux des vaisseaux, ou plutôt, pour les agglutiner l'un à l'autre. Quoique le placenta soit un organe spongieux, on ne trouve donc en lui d'autre substance celluleuse, ni d'autre cavité, que celles qui appartiennent aux sinus veineux, et on n'y découvre d'autres intervalles que ceux qui sont formés par l'écartement des vaisseaux qui le composent. Ce sont ces écartemens naturels des branches et des rameaux des vaisseaux, ensemble avec les cellules qui appartiennent aux sinus veineux, que je nommerai par la suite *le parenchyme du placenta*.

Il est difficile de déterminer si les vaisseaux qui constituent les petites ramifications du placenta, ont plusieurs tuniques. On leur trouve à l'extérieur une tunique blanche et très-forte, qui est manifestement fournie par le chorion. Cette membrane forme une enveloppe à chacune des branches qui résultent de la division du cordon ombilical, et les suit jusqu'aux plus petits rameaux. On peut s'assurer sans beaucoup de peine de cette disposition, en disséquant les vaisseaux, à commencer de la surface utérine et en procédant vers la fœtale. Telle est la raison pour laquelle le chorion ne peut pas être séparé du placenta sans que l'un ou

---

1. *De struct. ovi et secund.*

l'autre se déchire. Une autre tunique de ces vaisseaux doit être formée par la continuation de celle des troncs qui entrent dans la composition du cordon ombilical, car il n'est pas à présumer que cette tunique cesse subitement après que ces vaisseaux sont parvenus dans le placenta. Au reste, quelle que soit la nature des membranes qui forment les parois des vaisseaux du placenta, il faut convenir qu'elles sont extrêmement denses, et qu'elles résistent fortement aux efforts qu'on fait pour les déchirer. Ceci s'applique particulièrement aux petits rameaux, qu'on ne peut rompre qu'avec peine, lorsqu'en les saisissant avec deux pincettes on essaie de les distendre.

Voilà ce que l'on découvre relativement à la disposition des vaisseaux du placenta, lorsque celui-ci a été macéré et considéré à l'œil nu. Les injections et le microscope nous font connoître ensuite des particularités qui sont dignes d'être remarquées.

§. 57. Lorsqu'on injecte de l'eau, une résine liquéfiée, du mercure, etc., dans une des artères ombilicales, toutes ces substances reviennent dans l'instant par l'autre artère. Ce retour facile de la matière injectée est dû à des branches de communication très-évidentes, qu'on rencontre déjà dans le cordon au voisinage du placenta, et plus fréquemment encore à la face fœtale de ce dernier. Mais lorsque la matière ne peut pas sortir par l'autre artère, elle passe dans les ramifications de la veine, et parvient seulement après dans ce dernier vaisseau, de sorte que tout le placenta se trouve injecté. La même chose a lieu lorsqu'on a poussé l'injection par la veine ombilicale; alors la matière revient par les artères. Ceci prouve donc qu'il existe un passage libre entre les artères et les veines; et on a fréquemment observé dans ces cas que la matière injectée ne se fait pas jour avant que les vaisseaux ne soient complétement remplis, et qu'alors l'épanchement se fait par suite de rupture de ces vaisseaux.

Si on fait macérer un pareil placenta pendant quelque temps, les vaisseaux se désunissent et constituent des flocons. Lorsqu'on

examine ces derniers par le moyen du microscope, on découvre
une infinité de branches qui, par leur finesse, leur direction et
leur manière de se diviser, peuvent être comparées à l'édredon.
On observe encore dans les petits troncs de ces vaisseaux subtils
la membrane externe, qui est la continuation du chorion, et
qu'on reconnoît à sa couleur blanche et à la difficulté qu'on
éprouve à la déchirer. Si on considère un de ces petits troncs
en particulier, on remarque, même sans le secours du microscope, que sa tunique n'est pas diaphane au point qu'elle
permette d'apercevoir la matière qu'elle renferme; et si on
coupe ce tronc transversalement, et qu'on se serve ensuite
du microscope, on observe, à l'endroit de la section, deux vaisseaux l'un à côté de l'autre, qui paroissent être compris dans la
même enveloppe, laquelle est assez épaisse, blanche et opaque.
On voit donc que la disposition de ces petits troncs ne diffère
point de celle des troncs plus gros, que Wrisberg a fait repré-
senter dans la gravure ajoutée à son mémoire, *De structura ovi
et secundinarum humanarum.* Si, enfin, on soumet au microscope une très-petite portion de ces ramifications floconneuses,
et qu'on la considère au moyen des verres les plus grossissans,
on trouve que les extrémités de ces ramifications constituent des
canaux très-tortueux, qui marchent ordinairement par paires, et
qui, après avoir fait plusieurs inflexions, se terminent en se con-
tournant, en formant des circonvolutions. Il en résulte que ces
terminaisons vasculeuses ne sont pas en forme de pointe ou de
canaux plus minces, mais qu'elles sont arrondies, mousses, con-
tournées. Si on a la facilité de voir un seul de ces rameaux, alors
les nœuds à son extrémité sont beaucoup plus simples, et le
rameau ne paroît faire qu'une seule inflexion. Il importe d'observer ici que chacun des plus petits rameaux, de même que ceux
qui sont plus gros, sont constamment composés de deux vaisseaux, exactement adossés l'un à l'autre dans toute leur marche,
et séparés seulement par une ligne mitoyenne. Ces deux vaisseaux

sont ordinairement diaphanes ; on y rencontre seulement par-ci par-là quelques grains de matière injectée. Cette diaphanéité est probablement due à une distension occasionée par l'air qui a été poussé avec l'injection ; mais, quelle que soit la cause qui la produise, elle m'a donné la facilité d'examiner ces vaisseaux bien mieux que s'ils avoient été opaques et remplis d'un fluide quelconque. J'ai remarqué à cette occasion, dans l'intérieur du canal vasculeux, des espèces d'intersections qu'on auroit pu prendre pour des valvules ; ou plutôt, le vaisseau paroissoit être composé d'une série de vésicules transparentes et irrégulières, dont quelques-unes faisoient bosse sur les côtés. Cependant je ne déciderai pas si ces intersections sont véritablement des valvules, attendu que d'autres fois je les ai vu manquer ; je ne saurois déterminer non plus si ce sont des bulles d'air, ou si elles proviennent de l'injection. Dans beaucoup de cas, ces vaisseaux étoient parfaitement vides dans toute leur longueur.

Il est hors de doute que, des deux vaisseaux diaphanes dont l'adossement forme le dernier rameau du placenta, l'un ne soit l'artère et l'autre la veine, puisque dans les grandes branches et dans les rameaux qui sont visibles à l'œil nu, la même disposition a lieu. Les nœuds de ces dernières extrémités vasculaires ne sont donc autre chose que des contours que font l'artère et la veine, et en eux doit se trouver la fin de l'une et le commencement de l'autre. Ces nœuds présentent ordinairement quelque chose d'inextricable, de sorte qu'on n'est pas en état de bien suivre ces vaisseaux, et de voir comment l'un rentre immédiatement dans l'autre. Cependant ces extrémités nouées ne sont pas assez entortillées ni assez confuses pour constituer une substance informe, et pour qu'on n'y puisse reconnoître la trace des vaisseaux. J'ose même affirmer qu'il n'y a rien de celluleux, de parenchymateux ni de glanduleux qui soit interposé entre la fin de l'artère et le commencement de la veine. Ces extrémités sont au contraire, dans quelques cas, si peu conglomérées, que je croirois avoir découvert le passage de l'artère dans la veine, sans une certaine opacité qui se trouve ordinairement dans cet endroit, tandis que tout le reste du vaisseau est transparent [1].

§. 58. Tel est l'aspect sous lequel se présentent les petits vaisseaux du placenta lorsqu'ils sont le plus fortement grossis par le microscope. Il s'en faut de beaucoup que cette disposition soit la même dans toutes les époques de la grossesse. Lorsqu'on examine les flocons dont l'œuf est primitivement hérissé, ainsi que les petits vaisseaux qui composent le placenta dans le commencement, on remarque que les uns et les autres constituent des canaux qui augmentent souvent de diamètre, qui sont quelquefois plus gros à leur extrémité, plus épais à leurs rameaux qu'à leurs troncs, et jamais formés de deux vaisseaux adossés l'un à l'autre. Pour qu'on puisse mieux apprécier cette différence, j'ai fait faire une gravure qui représente l'état primitif des vaisseaux du placenta examinés sous le microscope; c'est celle de la seconde figure de la seconde planche.

§. 59. Je dois parler maintenant des fils blancs et tendineux dont j'ai fait mention au §. 56, quoique j'aie fort peu de chose à ajouter à la description qu'en a donnée M. Wrisberg. Comme lui, j'ai remarqué qu'ils tiennent la plupart au chorion, à l'endroit où il tapisse la surface fœtale du placenta, qu'ils s'enfoncent avec les vaisseaux dans la substance de cette partie, mais qu'ils peuvent être très-facilement distingués de ces derniers par leur blancheur et leur densité.

Ayant eu l'occasion d'examiner des placenta dans toutes les époques de la gestation, je crois avoir découvert que ces fils tendineux ne sont autre chose que des vaisseaux oblitérés et changés en ligamens. J'ai observé qu'ils ressemblent parfaitement à ceux qu'on rencontre entre les membranes d'un œuf prématurément expulsé, et qui résultent des flocons oblitérés qui n'ont pas été

---

1. Comparez avec cette description la première figure de la seconde planche.

employés à la formation du placenta. J'ai trouvé de ces fils qui
étoient encore à moitié ouverts, qui avoient reçu de l'injection
et qui donnoient encore des branches. J'ai remarqué, enfin,
qu'ils sont d'autant plus nombreux que le placenta est plus près
du terme de l'accouchement.

D'après ceci, les fils tendineux sont le résultat d'un état contre
nature des vaisseaux, et peuvent être regardés comme l'inverse
de celui dans lequel les vaisseaux du placenta dégénèrent en des
vésicules hydatiformes.

§. 60. Je me suis borné jusqu'à présent à exposer ce que mes
recherches m'ont appris sur la structure du placenta, mon intention n'étant pas d'entrer dans des détails historiques et de citer
les opinions que les auteurs ont émis à ce sujet. Cependant je
ne saurois passer sous silence les observations que quelques anatomistes nous ont consignées, et qui servent à confirmer mes
propres expériences. Ruysch est le premier qui, par ses injections, ait poussé la matière jusques dans les dernières ramifications du placenta. Il a fait voir que cet organe n'est formé que
d'un assemblage de vaisseaux diversement repliés et conglomérés;
qu'on n'y rencontre point de corps glanduleux, ni de cellules,
ni de fibres particulières [1]. Il a remarqué que les divisions des
vaisseaux sont plus multipliées que dans aucun autre viscère du
corps, et que les derniers rameaux deviennent si fins qu'ils ressemblent à un tomentum; et il prétend que ces derniers rameaux
ont la plus grande analogie avec les vaisseaux de la substance
corticale du cerveau [2]. Il a prouvé l'anastomose directe des artères
ombilicales avec les veines du même nom; il n'a pas reconnu
celle qu'on suppose exister entre les vaisseaux ombilicaux et les
utérins [3]. Il a observé que la tunique d'une branche de l'artère
ombilicale est si mince, que ce vaisseau ressemble à une veine

1. *Epistola IV*, pag. 8, thes. X, n.° 67.
2. *Thes. II*, asser. 4, n.° 2, not. 2 et 3.
3. *Thes. anat. V*, n.° 57, not. 2.

lymphatique dénuée de valvules [1]. Albinus a examiné les vaisseaux qui composent le placenta de l'œuf avorté [2]. Il les a trouvés libres, flottans et désunis *(præter modum solutiora)*, et ne formant point d'inflexions ni d'entrelaçemens les uns avec les autres *(absque ulla implicatione)* ; les troncs de ces petits rameaux étoient comme étranglés dans différens endroits, et plus dilatés dans les intervalles de ces étranglemens, comme s'il y avoit un commencement d'hydatides. Dans un œuf de la quatrième semaine de la grossesse, M. Sœmmering a observé des nœuds ou des vésicules en forme de petites hydatides, dans les filamens du chorion [3]. Il ne doute pas que ces filamens ne soient des vaisseaux, mais il ne veut pas décider s'ils sont tous des rameaux des vaisseaux ombilicaux.

Les recherches que j'ai faites avec le microscope m'ont convaincu que les filamens qui composent les flocons du chorion sont des vaisseaux, attendu que je leur ai trouvé une cavité. Il faut aussi que ces vaisseaux proviennent du fœtus ; car ce sont les branches qui sont tournées vers la matrice, tandis que les troncs sont attachés à l'œuf. Les dilatations qu'on a remarquées à leur diamètre, tant qu'elles ne sont pas très-considérables, me paroissent appartenir à l'état naturel ; dès qu'au contraire elles deviennent trop fortes, elles peuvent causer l'avortement, comme l'a présumé Albinus. Il est assez particulier que les vaisseaux ombilicaux soient de tous les vaisseaux sanguins du corps ceux qui sont le plus susceptibles de dégénérer en des vésicules hydatiformes [4].

---

1. *Advers. anat.* dec. II, pag. 42.

2. *Annot. acad.* l. 1, cap. XVIII.

3. *Icones embryonis*; explicat. fig. I.

4. Haller; *Elem. physiol.* t. VIII, pag. 235 : « Amant vasa placentæ in hyda« tides abire, ... Placentæ vesiculæ vasa potius sunt quam cellulosæ fabricæ « deformatio. »

Sandifort; *Observ. anat. pathol.* l. II, cap. 3 : « Hydatides sunt vera vasa san« guifera aliis in locis coarctata et in ligamenta versa, aliis autem in vesiculas « humore lymphatico plenas mutata. »

De toutes les maladies du placenta, celle par laquelle cet organe est changé en une masse vésiculaire, est la plus fréquente. Ceci me paroît tenir à l'état différent et à la fonction différente de ces vaisseaux dans de certaines époques de la grossesse, comme je l'expliquerai plus bas.

§. 61. Après avoir examiné tout ce qui est relatif à la structure interne du placenta, il me reste à discuter une question très-importante, et sur laquelle les auteurs ont produit des opinions diverses; c'est celle de savoir, quel est le rapport du placenta à la matrice? quel est le mode de communication établi entre ces deux organes?

L'expérience journalière nous apprend que, dans un accouchement à terme, le placenta se détache facilement de la matrice; que, lorsqu'on l'examine à sa surface utérine, on n'y découvre aucune déchirure, et qu'après sa sortie il y a un écoulement de sang de la matrice, qui dure pendant quelques jours. Il est encore connu que, lorsque dans le cours de la grossesse le placenta se détache de la matrice, il en résulte une hémorrhagie grave, qui met dans le plus grand danger la vie de la mère et celle de l'enfant, mais plus particulièrement celle de la mère. Tout ceci nous prouve déjà suffisamment qu'il y a une circulation sanguine de la matrice dans le placenta, qui alors est interceptée par le décollement de ce dernier organe. Mais, comment se fait cette circulation? et dans quel rapport se trouve-t-elle avec la circulation du fœtus?

Les opinions des physiologistes sur ce point de doctrine peuvent être réduites à deux principales. Par la première, on établit qu'il existe une continuation ou une anastomose immédiate des vaisseaux de la matrice dans ceux du placenta. Par la seconde, on soutient que cette communication directe n'existe pas, mais que le passage des sucs de la mère à l'enfant, et réciproquement de l'enfant à la mère, a lieu par voie d'absorption.

Pour pouvoir porter de ces opinions un jugement assuré, et pour mieux comprendre ce que nous aurons à dire par la suite, il faut que nous connoissions les argumens qu'on a produits en leur faveur.

§. 62. Examinons d'abord comment on a été induit à admettre l'anastomose directe des artères de la matrice avec les veines du placenta.

1.° On a observé, par des sections cadavériques de femmes enceintes, mortes d'hémorrhagie, que les fœtus étoient également privés de sang. Des exemples de cas pareils sont consignés dans la Physiologie de Haller [1].

2.° On nous rapporte l'observation d'une hémorrhagie devenue mortelle par la section du cordon ombilical d'un placenta qu'on avoit négligé d'extraire de la matrice [2].

3.° On a fait des injections par lesquelles la matière a passé des vaisseaux de la mère dans ceux de l'enfant, et réciproquement. Haller cite ces expériences [3].

4.° On a regardé les hémorrhagies qui arrivent après tout détachement partiel ou total du placenta, les lochies dans les cas les plus ordinaires, les pertes dans les cas contre nature, comme une preuve de la continuité des vaisseaux.

5.° On a expliqué par cette même continuité des vaisseaux les fortes adhérences qui ont lieu quelquefois entre le placenta et la matrice, ainsi que les cas où le placenta, en restant attaché à la surface de l'utérus, a résisté à la putréfaction [4].

6.° Il y a des exemples de fœtus parfaits auxquels le cœur manquoit. Dans ces cas, dit-on, la circulation du sang n'a pu se faire que par la force du cœur et du système artériel de la mère.

§. 63. Cependant, quelque nombreux que soient ces argumens en faveur de l'anastomose directe des vaisseaux utérins avec ceux du placenta, l'expérience et les recherches modernes les détruisent entièrement, au point qu'aujourd'hui cette théorie ne compte presque plus de défenseurs. En effet, s'il y a des exemples qui

---

1. T. VIII, pag. 249.    3. L. c. pag. 250.
2. HALLER ; l. c.    4. Ibid. pag. 253.

prouvent qu'à la suite d'une hémorrhagie par la matrice, les vaisseaux du placenta et du fœtus ont été trouvés également vides de sang, il y en a d'autres, et en plus grand nombre, qui font voir le contraire ; on les trouve consignés dans la dissertation de Balthasar [1] et dans celle de Reuss [2]. Ce dernier a vu le cadavre d'une femme grosse, morte après une hémorrhagie utérine par le décollement du placenta : tous les vaisseaux de la matrice étoient si vides de sang qu'il ne s'en écoula pas une goutte lorsqu'on fit la section de ce viscère ; cependant les vaisseaux du placenta, ceux du cordon, et ceux du fœtus, étoient parfaitement remplis. Wrisberg [3] a trouvé dans une femme grosse de sept mois, et qui étoit morte d'hémorrhagie à la suite d'une plaie d'arme à feu, le cœur et les vaisseaux du fœtus gorgés de sang, tandis que ceux de la mère étoient totalement vides. Ce même anatomiste a fait périr un grand nombre de femelles d'animaux pleines, en leur ouvrant les artères carotides ; il a disséqué les matrices de vaches mortes à la suite d'une plaie faite au cœur : mais jamais il n'a remarqué que les petits fussent privés de sang. D'ailleurs, qui ne sait combien les expériences sur l'état du sang dans les vaisseaux, après la mort de l'individu, sont trompeuses ? Ne trouve-t-on pas souvent dans des cadavres tous les vaisseaux vides sans qu'on puisse dire ce que le sang est devenu ? Et quel est l'anatomiste qui n'a pas remarqué cette disposition dans des cadavres de fœtus, surtout de ceux qui sont morts avant terme ?

Quant aux hémorrhagies qui ont lieu par le cordon ombilical d'un placenta laissé dans la matrice, ces cas sont excessivement rares ; il n'est guères d'accoucheur ni de sage-femme qui, aujourd'hui, appliquent une ligature à la portion du cordon tenant au placenta. La seule circonstance où ce procédé devient

---

1. *De commercio uterum inter et placentam, fœtusque nutritione*, §. XII.
2. *Observationes novæ circa struct. vasor. in placent. hum.* pag. 7.
3. HALLER ; *Grundriss der Physiol.* pag. 790.

nécessaire, c'est lorsqu'il y a des jumeaux dont les placenta peuvent communiquer ensemble par l'anastomose de leurs vaisseaux;
mais ce cas est aussi très-rare.

Les injections dont on a parlé, ont été tant de fois répétées,
qu'elles ont fourni un argument contraire. Ruysch [1], Monro [2],
Rœderer [3], Haller [4], Walter [5], Wrisberg , Meckel , fils [6],
Reuss [7], Schreger [8], etc. , ont tous trouvé qu'il ne passe pas
la moindre parcelle de matière des vaisseaux de la mère dans
ceux du fœtus, et *vice versa*. Ils ont injecté toutes les espèces
de liqueurs, depuis la plus grossière jusqu'à la plus fine; on s'est
servi même de liqueurs stiptiques, pour essayer de faire coaguler
le sang du fœtus [9] : mais on n'a pas réussi. G. Hunter, qui est
celui de tous les anatomistes qui a le plus injecté de matrices de
femmes grosses, n'a jamais pu remplir un seul vaisseau du placenta et du fœtus. J'ose ajouter à ces expériences celles que j'ai
faites moi-même. Je n'ai jamais eu l'occasion d'injecter la matrice
d'une femme grosse, mais j'ai choisi celle des animaux, et j'ai
toujours eu le même résultat que les anatomistes que je viens de
citer. D'ailleurs, la plupart de ceux qui parlent de la communication des vaisseaux, tels qu'Albinus [10], Noortwyck [11], disent
seulement qu'ils en ont vu qui de la matrice se rendoient, soit
dans le chorion velouté (la caduque), soit dans le placenta, et

---

1. *Thes. V*, n.° 57, not. 2.
2. *Med. essay of a soc. of phys. at Edimb.* t. II , art. 13, §. 16.
3. *Tab. de uter. grav.* pag. 25, 27 et seq.
4. *Progr. de membr. fet. med.* §. 11. *Op. minora*, t. II, pag. 52.
5. *Geschichte einer Frau, die in ihrem Unterleib ein verhærtetes Kind zwey und
zwanzig Jahre getragen hat.* Berlin , 1778, pag. 24.
6. HALLER's *Grundriss der Physiol.* pag. 788.
7. L. c. p. 13 - 15.
8. *De funct. placent. uter. Epist. ad S. Th. Sœmmering,* pag. 33 - 35.
9. HALLER; *Elem. physiol.* t. VIII, pag. 240.
10. *Annot. acad.* l. 1 , cap. X.
11. HALLER; *Elem. physiol.* t. VIII, pag. 250.

qui s'y terminoient; ils n'ajoutent pas qu'ils se fussent anasto-
mosés avec ceux qui viennent du fœtus. Il n'y a que les observations de Cowper, de Vieussens et de Meckel, père, qui cons-
tatent que la matière injectée a passé dans les vaisseaux du fœtus.
Mais connoît-on bien les circonstances qui ont accompagné
ces expériences ? Sait-on, par exemple, s'il n'est pas arrivé
rupture aux vaisseaux et épanchement de la matière, et qu'à
la suite de celui-ci, seulement, les vaisseaux se sont remplis ?
Combien de fois n'ai-je pas remarqué qu'à la suite d'une extravasation de la matière qui avoit été injectée dans un vaisseau
sanguin, les veines lymphatiques des environs, les glandes conglobées, en ont reçu jusques dans le canal thorachique ? La
même chose ne peut-elle pas avoir eu lieu dans le cas qui nous
occupe, surtout dans les premiers temps de la grossesse, où la
disposition des vaisseaux favorise plus particulièrement ce phénomène, comme je le prouverai plus bas ? L'exemple le plus mo-
derne, et sans doute le plus concluant en faveur de la continuation des vaisseaux de la matrice dans ceux du fœtus, est celui
de Meckel, père, par lequel il est constaté que l'enfant a été
injecté par les vaisseaux de la mère. Cependant son fils, qui
rapporte ce fait dans la traduction allemande de l'ouvrage du
citoyen Baudelocque [1], n'a pas encore jugé à propos de donner
les détails nécessaires qu'il avoit promis à cet égard ; il dit, au
contraire, qu'il a beaucoup de doutes sur les anastomoses des
vaisseaux utérins avec ceux du placenta, anastomoses que la
pièce injectée par son père sembleroit prouver, mais que les
expériences modernes, plus nombreuses et plus exactes, n'ont
encore confirmées en aucune manière.

L'hémorrhagie qui arrive après le décollement du placenta, les
placenta laissés dans la matrice et qui sont devenus adhérens à
celle-ci, etc., démontrent seulement que les vaisseaux utérins

1. *Anleitung zur Entbindungskunst* ; aus dem franz. von Meckel. Band I,
Seite 165, Not. 2.

s'enfoncent dans le placenta, mais sans communiquer avec les vaisseaux de cet organe; ce qui fait une grande différence, comme nous le verrons dans la suite.

L'exemple des fœtus dépourvus de cœur, et qui cependant ont pris de l'accroissement, ne prouve nullement que la circulation de l'enfant se continue avec celle de la mère ; car dans les cas où le cœur a véritablement manqué, l'on a toujours trouvé quelque chose qui pouvoit en faire les fonctions. Ainsi on a souvent rencontré un épaississement, un renflement, ou un bulbe à l'artère aorte, qui remplaçoit le cœur; et d'ailleurs il étoit possible que les gros troncs vasculaires fussent doués d'une contractilité suffisante pour suppléer à l'absence de cet organe. Au surplus, il y a des raisons peremptoires qui font douter que la circulation de la mère soit nécessaire pour entretenir celle du fœtus. Ne sait-on pas que les pulsations dans le cordon ombilical ne sont jamais isochrones avec le pouls de la mère ? Ne voyons-nous pas, dans les fœtus des oiseaux et dans ceux de tous les animaux ovipares, que la circulation est tout-à-fait indépendante de celle de la mère ? Pour que cette fonction ait lieu, faut-il que les vaisseaux de la poule aillent communiquer avec ceux du poulet contenu dans l'œuf?

Rien ne prouve donc l'anastomose directe des vaisseaux de la matrice avec ceux du placenta. Nous trouvons, au contraire, par toutes les recherches qu'il est possible de faire, que ni le sang, ni la matière à injection, ne passent des uns dans les autres. Les observations viennent encore à l'appui de cette assertion. Rœderer [1] et Osiander [2] ont vu dans des placenta dont l'extraction suivoit immédiatement la sortie de l'enfant, et auxquels on n'avoit pas lié le cordon ombilical, que la circulation entre cette partie et le fœtus a continué de se faire pendant

---

1. *Dissertatio de vi imaginationis in fœtum ;* pag. 108.

2. *Annalen der Entbindungs-Lehr-Anstalt auf der Universitæt zu Gœttingen ;* Band I, Stück I, Seite 27, 28.

treize minutes, sans que la moindre goutte de sang se soit épanchée et se soit fait jour par la surface utérine du placenta. Or,
comment ce phénomène auroit-il pu avoir lieu, s'il existoit une
communication immédiate des vaisseaux utérins avec ceux du
fœtus ?

§. 64. Cette opinion a donc été abandonnée du plus grand nombre
des physiologistes, et on a embrassé celle de l'absorption. Dans
cette dernière, on suppose que le sang maternel est versé dans des
sinus parenchymateux de la matrice, d'où il est absorbé par les
radicules de la veine ombilicale, pour être porté au fœtus, et
que, réciproquement, le sang du fœtus est versé dans les sinus
parenchymateux du placenta, d'où il est repris par les orifices
des veines utérines, et ramené à la mère [1]. On admet donc deux
ordres de sinus, dans lesquels le sang de la mère et celui du
fœtus s'épanche. L'anatomie démontre l'existence des uns et des
autres. Ceux de la matrice sont connus depuis long-temps; on
les voit même dans l'état de vacuité, à chaque période menstruelle.
Ceux du placenta sont plus irréguliers; ils sont très-larges, et
dispersés dans toute la substance de cet organe : ils se terminent
dans les interstices des vaisseaux qui le composent et qu'on doit
regarder comme une dépendance de ces sinus. On est allé plus
loin dans les recherches anatomiques qu'on a faites à cet égard;
les injections nombreuses ont démontré qu'il existe dans le placenta deux ordres de vaisseaux. Les uns appartiennent à la mère,
et peuvent être remplis par les vaisseaux de la matrice ; les autres
sont une dépendance du fœtus, et constituent la plus grande
partie du placenta. On en a inféré qu'à l'instar des cotylédons des
animaux, on trouve dans le placenta humain une partie utérine
et une partie fœtale. La première comprend, indépendamment
des larges sinus qui se prolongent de ceux de la matrice, des
vaisseaux artériels, dont les uns se distribuent dans la membrane qui tapisse la face utérine du placenta, et dont les autres

[1]. Schreger; l. c. pag. 3, 4.

se terminent dans le parenchyme de cet organe ; on pourroit les appeler *artères utero-placentales*. La partie fœtale comprend tout l'assemblage des vaisseaux qui constituent proprement le placenta. Tel est le résultat des observations et des recherches de G. et de J. Hunter [1], qui ont été depuis pleinement confirmées.

§. 65. Quelque fortes que soient les raisons qu'on nous donne aujourd'hui en faveur du système dont il est question, nous trouvons cependant qu'il est sujet à de grandes difficultés. D'abord, il n'y a aucun fait qui nous démontre l'absorption qu'on suppose avoir lieu dans un placenta qui a reçu sa dernière organisation. Il est vrai que toutes les observations, les recherches anatomiques, les injections, etc., prouvent d'une manière certaine qu'il y a une communication établie entre la matrice et le placenta, telle que le sang de la première peut être reçu dans les sinus et les interstices du second. Mais rien n'atteste que de ces sinus le sang passe dans les vaisseaux ombilicaux : aucune expérience ne nous démontre que réciproquement le sang du fœtus est versé dans les sinus de la matrice ; aucun fait ne nous confirme la transmission des fluides de la mère à l'enfant par absorption, du moins pendant la plus grande partie de la grossesse. Tout, au contraire, sert à nous convaincre que la circulation du sang dans le fœtus est tout-à-fait indépendante de celle de la mère. La matière résineuse, l'eau tiède, l'air même [2], injectés dans les artères ombilicales du placenta, passent très-facilement dans les veines : pas la moindre partie du fluide ne s'échappe pour être reçue dans des sinus ; et lorsqu'il se fait jour, c'est à la suite d'une rupture dans les vaisseaux. Les observations de Rœderer et d'Osiander prouvent, jusqu'à l'évidence, que le sang du fœtus n'est pas épanché dans des cellules, comme on l'avoit supposé. Ainsi

---

1. *Anatomia uteri hum. gravidi;* tab. 5, tab. 10, fig. 2 ; tab. 20, tab. 24, fig. 1, 2.

2. Isenflamm *und* Rosenmüller ; *Beytræge f. d. Zergliederungsk.* I. Band. 3. Heft. *Allg. Med. Annal.* 1801, S. 32.

il est déjà démontré qu'il ne passe rien du fœtus à la mère. Reste à examiner si de la matrice il ne passe rien dans les vaisseaux ombilicaux de l'enfant.

§. 66. S'il est transmis un suc quelconque de la mère au fœtus, il faut qu'il y ait des vaisseaux particuliers destinés à le conduire. Or il est certain que, dans un placenta à terme, les veines ombilicales ne peuvent pas s'acquitter de cette fonction, attendu que toutes les expériences démontrent qu'elles ne communiquent nullement avec le parenchyme du placenta, ni avec les sinus de la matrice, mais qu'elles sont une continuation immédiate des artères. Il faut donc admettre d'autres vaisseaux qui soient chargés d'absorber le sang épanché dans le placenta. Telle est l'opinion de Hunter, consignée dans la dissertation de Cooper [1]. Suivant ce physiologiste, il y a dans le placenta deux circulations indépendantes l'une de l'autre : la première qui provient de la mère, et qui consiste en ce que du sang artériel est épanché dans le parenchyme du placenta et ramené à la matrice par les sinus veineux, qui se continuent dans le premier ; la seconde appartient au fœtus, et se fait par les artères et les veines ombilicales. Mais, indépendamment de ces vaisseaux, il en existe d'autres, suivant Hunter, qui sont valvulaires, qui absorbent du sang maternel épanché, et qui le transmettent aux veines ombilicales. C'est à cette opinion que se lie celle de Schreger [2]. Cet auteur reconnoît également dans le placenta deux circulations indépendantes l'une de l'autre; il pense qu'il se fait des exhalations ou des transpirations séreuses par les extrémités artérielles, tant utérines qu'ombilicales, et qu'il existe de véritables vaisseaux lymphatiques dont les troncs se trouvent dans le cordon ombilical, et dont les radicules absorbent le suc nourricier dans les sinus du placenta. J'ai fait voir dans le temps [3] que l'existence des vaisseaux lym-

---

1 *Dissert. de Abortionibus*, pag. 21.

2. L. c. c. 1.

3. *Archives de l'art des accouchemens, publiées par le pit. Schweighæuser*, n.° 1.

phatiques dans le placenta et le còrdon n'est pas encore prouvée ;
et, m'étant occupé encore plus particulièrement de la structure
intime de ces parties, je puis assurer positivement n'avoir jamais
découvert, par aucun des moyens qu'on a coutume d'employer,
aucun autre ordre de vaisseaux que celui qui appartient au système sanguin : jamais je n'ai vu que des artères et des veines
marchant ensemble ; et cette disposition, je l'ai remarquée jusques
dans les dernières ramifications que l'on ne pouvoit apercevoir
qu'au moyen des plus forts verres lenticulaires. J'ai dit que les
intersections que j'ai observées dans ces vaisseaux ne me paroissent pas être des valvules, parce qu'elles sont trop irrégulières,
parce qu'elles manquent plus souvent qu'elles ne se rencontrent, parce qu'elles se trouvent également dans les deux vaisseaux, dans l'artère comme dans la veine. N'ayant donc pas
rencontré de veines lymphatiques dans le placenta, n'ayant point
observé, dans les pièces que j'ai soumises au microscope,
d'autres vaisseaux que ceux qui marchent par paires, j'ai lieu
de douter que l'opinion de Hunter, rapportée par Cooper, et
celle de Schreger, soient fondées. Ce dernier, pour faire sentir la
nécessité de supposer des lymphatiques, remarque que dans aucune
partie du corps les veines sanguines ne sont destinées à l'absorption des fluides, et que celles du placenta seules ne peuvent
pas faire une exception à la règle. J'accorde à M. Schreger que,
dans un placenta à terme, aucune expérience ne nous démontre la
faculté absorbante des veines ombilicales ; mais je ferai voir par
la suite qu'il n'en est pas de même dans le placenta des premiers
mois de la grossesse, car j'espère prouver que, pendant un certain temps de la gestation, les veines ombilicales font l'office des
vaisseaux absorbans.

§. 66. A l'occasion des valvules qu'on dit être dans les vaisseaux du placenta, je dois parler de l'opinion que le professeur
Reuss [1] a émise sur leur structure et leurs usages. Après avoir

---

1. *Novæ observationes circa struct. vasor. in placenta hum.* §. 15.

admis les deux parties distinctes du placenta, la fœtale et l'utérine, cet auteur établit que les artères utérines versent leur sang
dans les sinus parenchymateux de la matrice. Suivant lui, les
orifices béans des vaisseaux de la partie utérine du placenta s'ouvrent dans ces sinus, ceux-ci absorbent le sang et le conduisent
lentement jusqu'à l'endroit où ces mêmes vaisseaux se continuent
dans ceux de la partie fœtale ; là ils rencontrent une, deux,
jusqu'à trois valvules, qui permettent seulement le passage à la
portion la plus fluide du sang, laquelle est enfin transmise au
fœtus. De la même manière le sang de celui-ci est porté par les
artères ombilicales jusqu'à de pareilles valvules, qui constituent
les limites entre les artères de la partie fœtale et celles de la partie
utérine ; ces valvules ralentissent le cours du sang, lequel est
enfin versé dans les sinus parenchymateux de la matrice, et de
là réabsorbé par les orifices béans des veines de ce viscère. En
vertu de cette structure particulière des vaisseaux du placenta,
par laquelle chaque rameau, soit artériel, soit veineux, est divisé
en une partie fœtale et une partie utérine, par des valvules
simples ou doubles, cet auteur croit pouvoir expliquer d'une
manière satisfaisante différens phénomènes qu'on remarque dans
cet organe : pourquoi, par exemple, la pulsation des artères du
cordon n'est pas isochrone avec celle de la mère ? pourquoi les
injections ne passent pas de la matrice dans les vaisseaux du
placenta ? pourquoi il n'arrive pas d'hémorrhagie par la surface
utérine du placenta, dans les cas où cette partie est extraite en
même temps avec le fœtus, et que le cordon ombilical n'a pas
été lié ?

Je crois m'être convaincu, par des recherches fréquemment
répétées, que la structure de ces parties n'est pas telle que M.
Reuss l'a décrite. Il n'existe certainement pas de valvules telles
qu'il les admet ; il n'est pas vrai, comme il le prétend, qu'en
injectant le placenta par les vaisseaux ombilicaux, l'on ne rem-
plisse qu'un certain ordre de petits vaisseaux, tandis que les

autres restent vides : et tout bien considéré, il paroît que, dans ses expériences, il n'a pas réussi à injecter les dernières ramifications des vaisseaux, car il ne fait nulle part mention du passage de la matière des artères dans les veines, passage dont il ne veut pas admettre, à ce qu'il semble, la possibilité.

§. 68. Il suit de tout ce que je viens de dire sur la transmission des fluides de la mère à l'enfant par voie d'absorption, que ce système ne repose pas sur des bases plus solides que celui de l'anastomose dont nous avons parlé précédemment. Déjà la disposition des parties, telle qu'on la décrit, n'est pas conforme à l'exacte vérité ; car, si l'on veut être de bon compte, il faut avouer qu'on ne trouve pas dans le placenta à terme, et dans ceux des derniers mois de la grossesse, une partie fœtale et une autre utérine, ainsi qu'on les rencontre dans les animaux qui ont des cotylédons. Ce que l'on trouve, c'est que tout le placenta peut être injecté en entier du côté du fœtus : c'est qu'injecté du côté de la matrice, on n'observe que quelques artères très-flexueuses et des sinus veineux ; le reste n'est que de la matière épanchée dans les interstices et le parenchyme du placenta, quoique cet épanchement diffère des extravasations qui ont lieu à la suite d'une rupture dans les vaisseaux. G. Hunter [1] a constamment remarqué que deux matières diversement colorées, injectées dans les artères et les veines de la matrice, se sont épanchées dans le placenta, et se sont mêlées ensemble ; que cet épanchement ne formoit cependant pas une masse informe, mais qu'il constituoit un amas/de petits grains, ce qui indiquoit que cette matière n'occupoit pas des espaces qu'elle s'étoit faites elle-même, mais qu'elle étoit contenue dans des cavités naturelles. La même

---

1. *Anat. uteri hum. grav.* tab. X, fig. 2. « Cera ubique quasi in grana abiit, « quod inde cava naturalia impleverat indicium certum exhibens ; si enim « placentam vasis effusa implevisset, in massas majores irregulares formatam « se ad conspectum dedisset. » Tab. XXIV, fig. 1, 2.

chose a été confirmée par les recherches de J. Hunter [1], qui dit expressément que le parenchyme du placenta, qu'il a trouvé rempli d'injection, n'avoit ni l'apparence vasculaire, ni celle que donne ordinairement une extravasation, mais que le tout avoit une certaine régularité qui faisoit assez connoître que ce parenchyme étoit d'une structure cellulaire, et pouvoit servir de réservoir au sang. Il a vu clairement que les veines de l'utérus se terminoient dans ce même parenchyme, ainsi que les artères qui faisoient d'abord quelques circonvolutions. Voilà à quoi se réduit ce qu'on a appelé la *portion utérine* du placenta.

§. 69. Mais si le système de l'anastomose, ainsi que celui de l'absorption, ne sont point admissibles, quel sera donc le mode de communication établi entre le placenta et la matrice, entre la mère et l'enfant, puisqu'enfin il est constant que cette communication existe ?

En réfléchissant sur la disposition des parties depuis leur première formation jusqu'à leur développement parfait, on trouve que la connexion du placenta avec la matrice ne se fait pas de la même manière dans tous les mois de la grossesse. Dans le principe, les flocons du chorion, qui tiennent lieu de placenta, sont implantés dans la membrane épaisse qui est interposée entre l'œuf et la matrice, et ne communiquent pas directement avec la dernière : car si à cette époque l'œuf a été expulsé avec ses enveloppes, les flocons ne deviennent visibles qu'après qu'on a enlevé la caduque qui les couvre; ils sortent alors comme des radicules d'une gaine qui les auroit reçus. Lorsqu'après ce temps le placenta s'est formé, on trouve que la membrane caduque a disparu entre lui et la matrice; mais on remarque que la texture

---

1. *Observations on certain parts of the animal œconomy. On the structure of the placenta;* pag. 129. « The substance of the placenta, now filled with injection, « had nothing of the vascular appearance, nor that of extravasation, but had « a regularity in its form, which showed it to be a natural cellular structure « fitted to be a reservoir for blood. »

du placenta est encore lâche ; que ses vaisseaux sont écartés, désunis et floconneux, et qu'ils s'insèrent dans des cavités qui existent à la surface interne de l'utérus. C'est alors qu'on pourroit dire avec plus de raison, que cette disposition ressemble à celle qu'on observe dans les cotylédons des animaux, surtout dans ceux de la vache [1]. Dans la dernière moitié de la grossesse, le placenta forme un gâteau, qui lui-même est composé de plusieurs lobes arrondis et mammelonnés, et qui est couvert à sa surface utérine d'une membrane couenneuse ; la connexion (*nexus*) de ses vaisseaux, lâche auparavant, devient d'autant plus serrée, et par là la consistance du placenta d'autant plus ferme, que cet organe est plus près de l'époque de l'accouchement. Alors les deux surfaces, savoir, celle de la matrice et celle du placenta, ne sont unies l'une à l'autre que par le moyen des artères et des veines qui de l'utérus s'introduisent dans le placenta, ainsi que de la membrane couenneuse dont je viens de parler, et qui sert à conduire ces vaisseaux.

Ainsi donc, en résumant tout ce que nous avons dit sur l'état des vaisseaux ombilicaux, nous trouvons que leur structure et leurs rapports ne sont pas les mêmes pendant tout le temps de la gestation. Au commencement ils constituent des canaux simples, qui sont fixés en premier lieu dans la membrane caduque, et qui se prolongent ensuite dans les sinuosités et les enfoncemens de la matrice. Alors il existe un mode de communication particulier entre ce viscère et les vaisseaux du placenta, lequel sera expliqué à l'article de la nutrition du fœtus. Dans tout le reste de la grossesse, au contraire, les vaisseaux ombilicaux ont un arrangement différent, étant composés de deux rameaux exactement adossés et réunis dans toute leur marche, et formant un seul conglomeré, dans lequel les artères et les veines utérines se continuent. Alors il s'établit dans le placenta deux circulations particulières et indé-

---

1. Hunter *apud* Hallerum ; *Elem. physiol.* t. VIII, Addend. pag. 220.

pendantes l'une de l'autre. Celle du fœtus est manifeste, et n'est plus sujette à aucune discussion. Celle de la mère consiste en ce que les artères utérines versent leur sang dans le parenchyme du placenta. Ceci est prouvé par les injections, et par ce que l'observation journalière nous fait remarquer dans chaque placenta à terme récemment extrait de la matrice. On sait que dans ces cas le placenta présente une masse spongieuse gorgée de sang. Or, ce sang peut être exprimé de cet organe comme d'une éponge; il sort par l'ablution et la macération : et, si on injecte un placenta ainsi préparé, la matière passe avec la plus grande facilité des artères dans les veines, tous les vaisseaux se remplissent, et pas la moindre goutte ne s'épanche dans le parenchyme. Ce sang, que le placenta a fourni par les ablutions, ne pouvoit pas être celui du fœtus, car il n'auroit pas pu sortir sans une rupture dans les vaisseaux, et, dans ce cas, l'injection n'auroit pas réussi. C'étoit donc du sang qui remplissoit les intervalles compris entre les vaisseaux, et qui provenoit de la mère. Le sang maternel ne fait donc que passer par le placenta, en s'épanchant dans son parenchyme, tout comme le sang des artères honteuses s'épanche dans les cellules des corps caverneux de la verge [1]. Par ce moyen les artères et les veines ombilicales du fœtus se trouvent continuellement baignées dans le sang : il existe entre ce fluide et ces vaisseaux le même rapport que celui qui a lieu entre l'artère carotide et le nerf de la sixième paire, et le sang du sinus caverneux, ou plutôt entre les vaisseaux pulmonaires et l'air qui remplit les cellules bronchiques.

Telle est la véritable liaison du placenta avec la matrice dans la plus grande partie de la grossesse; elle est basée sur l'examen approfondi des organes, et sur des expériences fréquemment répétées. Elle nous rend raison de tous les phénomènes qu'on observe pendant la grossesse, pendant et après l'accouchement :

---

1. J. HUNTER; l. c.

elle nous explique pourquoi le fœtus ne perd pas son sang lorsque la mère est morte d'hémorrhagie; pourquoi, après la mort ou la sortie du fœtus, le placenta, resté adhérent à la matrice, résiste à la putréfaction; pourquoi, après tout accouchement, le sang sort pendant quelques jours de l'utérus, etc.

§. 70. Cependant les connoissances que nous avons acquises par les recherches modernes sur le véritable rapport du placenta avec la matrice, sont encore imparfaites tant qu'elles ne nous apprennent pas en quoi consiste le mode de communication entre le fœtus et la mère. Comme cette question est étroitement liée à celle qui traite de la nutrition du fœtus, je suis forcé de la renvoyer à cet article, pour éviter d'inutiles répétitions. Il me suffit jusqu'à présent d'avoir combattu l'opinion, encore généralement admise, du passage des humeurs de la mère dans le fœtus, et de celui-ci dans la mère, pendant tout le temps de la gestation; d'avoir développé la doctrine de Hunter, et d'avoir établi, d'après mes recherches particulières, une différence de rapport et de structure entre les vaisseaux du placenta dans les différentes époques de la grossesse.

### Le cordon ombilical.

§. 71. Le cordon ombilical n'a, non plus que le placenta, la même forme ni la même manière d'être dans tous les temps de la gestation. On observe qu'il est d'autant plus court et d'autant plus épais que l'embryon est moins âgé; on le remarque dès que le fœtus lui-même est visible, et les défenseurs du système de l'évolution le regardent comme préexistant à la fécondation [1].

---

1. SPALLANZANI, *Expériences sur la génération*, §. LXXIII.

Il faut dire cependant que je n'ai pas reconnu de cordon ombilical à l'embryon dont j'ai fait faire la gravure (Tab. 1). Diemerbrœck (*Opera omn.* p. 262, 264; edit. 1687) assure ne l'avoir pas rencontré non plus dans un fœtus de sept à neuf semaines. Mais ces faits particuliers ne m'autorisent pas encore à en tirer une induction générale.

Les vaisseaux qui le composent ont dans les premiers mois une direction droite, et ne font pas les circonvolutions spirales qu'on leur trouve dans des temps postérieurs. Ces mêmes vaisseaux sont en plus grand nombre dans les premiers temps de la grossesse, à cause des vaisseaux omphalo-mésentériques qui existent alors. Il est connu que dans les animaux le cordon reçoit encore l'ouraque.

. §. 72. Les parois de la veine ombilicale sont très-minces. Lorsqu'on coupe cette veine transversalement, elles se touchent par l'effet de la flaccidité et du collapsus des membranes. Tant que les artères sont distendues par le fluide, leurs parois paroissent également minces; mais dès qu'on a divisé ces vaisseaux par une section transversale, on remarque que leurs parois sont plus épaisses et plus résistantes que celles des veines. Cette différence cependant se borne seulement au cordon, et ne peut plus être aperçue dans les vaisseaux du placenta. Au reste, je n'ai pas pu séparer la tunique de la veine, ni celle de l'artère, en plusieurs couches; mais j'ai trouvé que les parois de ces vaisseaux sont formées d'une seule membrane qui, ni à l'œil nu, ni au microscope, ne présente rien de fibreux. Je n'ai pas non plus rencontré les valvules que Desault [1] attribue aux artères ombilicales.

§. 73. Les vaisseaux lymphatiques, qui ont été admis par quelques auteurs, n'ont pas été reconnus dans des recherches scrupuleuses et exactes. M. Wrisberg est un des anatomistes qui a affirmé leur existence. J'ai fait toutes les tentatives possibles pour m'en assurer, mais sans succès.

§. 74. C'est une chose digne de remarque, que ce que le cordon ombilical soit plus long dans l'homme que dans les animaux. Dans ceux-ci il n'est pas lisse à l'extérieur comme dans l'homme : ainsi celui de la brebis, de la vache, etc., est parsemé de corpuscules graniformes qui accompagnent les vaisseaux dans leur distribution

---

[1]. Reuss, Diss. cit. §. XI.

sur les membranes, et qu'on a pris pour des glandes. Ces glandes
sont ordinairement de figure ronde ou ovalaire ; mais, par une
base platte, elles sont attachées aux membranes de l'œuf, et particulièrement au cordon ombilical. On voit à l'œil nu les vaisseaux qui se ramifient autour. de cette base, et qui pénètrent
sans doute dans l'intérieur de ce corps. Cependant ceux - ci ne
sont pas très - adhérens aux membranes et au cordon, et on peut
les enlever avec beaucoup de facilité. Lorsqu'on les a ôtés, on
remarque une tache opaque à l'endroit où ils s'étoient fixés. Dans
l'état frais ils sont assez transparens; mais l'esprit de vin leur fait
perdre leur diaphanéité. Vus au microscope, ils ne font apercevoir
qu'une substance blanche et pulpeuse.

§. 75. Les vaisseaux du cordon ombilical sont entourés d'une substance visqueuse, et qui peut être plus ou moins abondante ; ce qui
établit, comme on sait, la différence des cordons maigres et des
cordons gras. Si l'on examine plus attentivement cette substance,
on trouve qu'elle est composée d'un tissu cellulaire très-subtil,
formant des mailles extrémement petites, et dans lesquelles est
contenue une humeur albumineuse [1], qui s'écoule lentement
lorsqu'on presse le cordon entre les doigts, mais que j'ai vue aussi
s'écouler d'elle-même, après avoir coupé le cordon en différens
endroits. La structure celluleuse de cette substance se reconnoît
par l'insufflation et par l'injection avec le mercure. Toutes les
cellnles communiquent ensemble : on peut s'en convaincre en
répétant les expériences de Noortwyck et de Rœderer [2], par
lesquelles on laisse tremper le cordon dans l'eau à une de ses
extrémités ; alors l'eau monte contre son propre poids, et on
trouve que cette partie, de flasque et mince qu'elle étoit, devient
plus grosse et plus gorgée de fluide. Ce tissu cellulaire accompagne les vaisseaux ombilicaux jusqu'à la surface postérieure du
péritoine, et semble même provenir du tissu cellulaire de cette

1. Rœderer ; *Diss. de fœt. perf.* n.° 16.
2. Haller ; *Elem. physiol.* t. VIII, pag. 217.

membrane [1]. Il paroît aussi qu'il accompagne les branches des
vaisseaux ombilicaux dans l'intérieur du placenta. On s'en assure
en coupant transversalement une de ces branches ; alors on voit
une substance blanche qui l'entoure, ainsi que M. Wrisberg l'a
représenté dans la planche ajoutée à sa dissertation [2].

Il est difficile de dire quelle est l'origine de l'humeur albumineuse qu'on trouve dans le cordon ombilical. Peut-être les artères
la sécrètent-elles par voie d'exhalation ; peut-être existe-t-elle
déjà dans les gaines qui enveloppent les branches des vaisseaux
du placenta ; il se pourroit qu'elle fût séparée dans ce dernier,
et qu'elle montât de cellule en cellule dans le cordon ombilical,
comme le fait l'eau dans les expériences de Noortwyck et de
Rœderer. J'ai quelquefois rencontré de petits vaisseaux surnu-
méraires dans l'épaisseur du cordon, qui s'y terminoient, et qui,
selon toute apparence, étoient des artères et des restes non oblitérés des vaisseaux omphalo-mésentériques. Si ces mêmes vaisseaux se trouvoient constamment, on n'auroit plus besoin de
chercher la source de cette humeur, car ce seroit à eux qu'on
en attribueroit la sécrétion. L'opinion de Haller [3], par laquelle
il suppose que ce fluide n'est que de l'urine qui s'est épanchée
dans la substance celluleuse du cordon par le moyen de l'ouraque, et qu'ainsi ce cordon doit par sa longueur remplacer l'alantoïde dans l'espèce humaine, ne peut pas être admise, si l'on
considère qu'on trouve la vessie urinaire d'un enfant qui vient de
naître, communément vide ; que l'ouraque oblitéré ne communique plus avec sa cavité, et que, ni dans l'homme ni dans les
animaux, il ne se sécrète d'urine avant la naissance.

§. 76. Le cordon ombilical est enveloppé extérieurement d'une
membrane qui est la continuation de l'amnios. Cette membrane
est dans quelques endroits très-épaisse et très-forte, et ne se

1. HALLER ; *Elem. physiol.* t. VIII, pag. 217.
2. *De structura ovi*, etc., fig. 2.
3. *Grundriss der Physiologie*, Seite 799.

déchire que très-difficilement. A raison de sa densité et de sa résistance, qui égalent souvent celles du cartilage, on peut lui attribuer une élasticité très-considérable, peut-être même un certain degré de contractilité; et je pense que c'est à ces forces qu'est dû l'écoulement spontané de l'humeur albumineuse lorsqu'on a coupé transversalement le cordon.

### Forces vitales du placenta.

§. 77. Le placenta est une partie constante et qui ne manque jamais, à moins qu'il n'y ait une monstruosité parfaite. Hors les cas de maladie, sa structure, ainsi que la disposition de ses vaisseaux jusques dans leurs dernières ramifications, sont toujours les mêmes. On voit donc déjà par là que les anciens ont eu grand tort de le qualifier de *masse inorganique*.

§. 78. Comme le placenta est principalement formé de vaisseaux sanguins; comme on ne trouve dans sa composition ni glandes, ni nerfs, ni vaisseaux lymphatiques; les forces vitales dont il peut jouir se rapportent seulement aux artères et aux veines, et tout au plus à l'enveloppe membraneuse que celles-ci empruntent du chorion. Il est plus que probable, il est même démontré rationellement, que les vaisseaux ombilicaux possèdent, jusques dans leurs derniers rameaux, la contractilité dans un haut degré. En effet, si nous voulons nous rappeler que la circulation dans ces vaisseaux est uniquement dépendante du fœtus, nous trouverons qu'il y a tant de causes qui ralentissent la marche progressive du sang, que le cœur de l'enfant ne suffiroit pas pour l'entretenir; car, déjà dans le cordon, les artères font des nœuds et des circonvolutions; près de l'insertion au placenta, elles augmentent de diamètre [1]; arrivées dans ce dernier, elles se divisent et se soudivisent en un nombre infini de branches; leurs dernières ramifications, qui ne peuvent être aperçues que par le moyen du microscope, font encore des inflexions multipliées;

---

1. HUNTER; *Versuche über das Blut etc.*; Band I, Seite 318.

enfin, le sang est transmis dans les ramifications des veines ombilicales, qui suivent la même marche que les artères, qui font les mêmes circonvolutions, et néanmoins la circulation est extrêmement rapide dans les troncs, attendu qu'on peut compter jusqu'à cent quarante pulsations dans la minute.

§. 79. D'après ceci, il me paroît que la circulation dans le placenta peut nous offrir des argumens propres à combattre l'opinion des physiologistes qui placent dans le cœur la seule cause du mouvement progressif du sang [1]. Des expériences faciles à faire sur les vaisseaux du cordon ombilical, ont appris à Hunter [2], qui les a instituées le premier, que la force vitale des artères est très-considérable, et qu'elle subsiste même pendant deux jours après que le placenta a été séparé et du fœtus et de la matrice. Cet anatomiste a observé que ces artères se contractoient avec force, et chassoient le sang qu'on y avoit retenu par le moyen d'une ligature. En répétant ces expériences, je suis parvenu au même résultat que Hunter. Après avoir lié à de certaines distances le cordon ombilical des placenta récemment extraits de la matrice, j'ai également remarqué qu'en coupant les vaisseaux dans les intervalles des ligatures, le sang a jailli avec une certaine force; j'ai observé en outre, de la manière la plus évidente, que les artères qui avoient été coupées les premières, s'étoient contractées au point que leur lumière étoit effacée, tandis que, dans celles qui avoient été coupées quelque temps après, la lumière s'est conservée. Comment expliquera-t-on maintenant ces phénomènes? Aura-t-on recours à l'élasticité de la tunique des artères? Mais j'ai dit que cette tunique ne devient plus épaisse et plus dense que lorsque les vaisseaux sont vides. D'ailleurs, cette force n'explique pas pourquoi les portions d'artères qui ont été coupées les premières après la sortie du placenta, perdent leur lumière, et pourquoi celles qui ont été divisées plus tard, la

---

1. SPALLANZANI.

2. L. c. Band I, Seite 236.

conservent. Invoquera-t-on l'élasticité de la membrane dense qui enveloppe tout le cordon ? Mais cette membrane entoure également la veine ombilicale, laquelle cependant n'offre aucun changement sensible dans sa tunique et dans sa lumière, à quelque époque qu'on l'examine. On est donc forcé d'admettre une force vitale de contraction dans les parois des artères, qui peut subsister pendant quelque temps dans un placenta séparé du fœtus, quoique, d'après mes observations, elle ne dure pas aussi long-temps que l'a indiqué Hunter.

§. 80. On ne sauroit douter que les petites ramifications des vaisseaux du placenta ne jouissent de la même force vitale que les troncs qui sont contenus dans l'épaisseur du cordon, quoique leurs tuniques deviennent extrêmement fines et transparentes. Suivant la remarque de Hunter [1], la contractilité est d'autant plus forte dans les vaisseaux, que ceux-ci sont plus éloignés du cœur ; d'ailleurs, l'exemple des veines lymphatiques nous démontre que des membranes subtiles et diaphanes sont susceptibles d'un degré de contractilité très-prononcé. J'indiquerai dans la suite un autre trait d'analogie qui existe entre ces veines et les vaisseaux qui composent le placenta dans les premiers temps de la grossesse.

§. 81. Comme le placenta appartient essentiellement au fœtus, sa vie est nécessairement liée à celle du dernier ; cependant l'observation nous fait connoître qu'elle n'est pas tout-à-fait indépendante de celle de la mère. Il doit déjà paroître certain que le placenta se nourrit par les vaisseaux utérins ; car, comme nous l'avons remarqué plus haut, il y a des artères de la matrice qui se distribuent sur sa face utérine, et qui ne se terminent pas, comme les autres, dans son parenchyme. D'un autre côté on observe que, lorsque la mère est morte, le fœtus ne survit pas long-temps ; dans ce cas, sa mort commence probablement par

---

1. L. c. pag. 252.

celle du placenta, qui ne peut plus faire de fonctions. Si le fœtus est mort, les fonctions du placenta cessent également; mais cet organe n'est pas sujet à la putréfaction tant qu'il reste attaché à la matrice. Dans deux cas, où l'enfant étoit mort dans le sein de la mère depuis plus de dix jours, j'ai remarqué que les placenta restés adhérens à l'utérus ne donnoient aucun signe de corruption, mais qu'ils étoient aussi frais et aussi bien constitués qu'ils le sont dans l'état naturel. J'ai dit plus haut que ces faits, connus des auteurs, ne démontroient pas l'anastomose directe des vaisseaux de la matrice avec ceux du placenta, mais qu'ils s'accordent avec l'opinion par laquelle on admet une circulation à travers le placenta qui dépend de la mère, et dans laquelle le sang est épanché dans le parenchyme de cet organe. Tant que la connexion de ce dernier avec la matrice n'est pas détruite, les artères utéro-placentales continuent de nourrir le placenta, la circulation continue à se faire, et cet organe résiste à la putréfaction; il vit, il végète, et finit par faire corps avec la matrice.

§. 82. L'ordre de la matière me conduit maintenant aux *usages* du placenta. Je vais en parler dans la partie suivante. Ayant examiné dans la première les sources principales de la nutrition du fœtus, je serai en état de mieux développer tout ce qui est relatif à cette importante fonction.

# SECONDE PARTIE.

## *Nutrition du fœtus.*

§. 83. Les opinions des physiologistes sur la manière dont le
fœtus est nourri, roulent en général sur les trois questions suivantes : 1.° Le fœtus est-il nourri des eaux de l'amnios ? 2.° l'est-
il par le moyen du placenta ? ou, 3.°, reçoit-il la matière nutritive de l'une et de l'autre de ces sources en même temps ? et,
dans le premier cas, prend-il sa nourriture par la bouche, ou
est-elle absorbée par les veines lymphatiques qui s'ouvrent à la
surface de son corps?

§. 84. La nutrition du fœtus par la bouche, conséquemment
le passage de l'humeur de l'amnios dans l'estomac, a été défendue
par Boerhaave [1], et adoptée par d'autres anatomistes, tels que
Heister, Stalpaart van der Wiel, etc. Boerhaave croit que l'eau
de l'amnios descend par la bouche et les narines dans l'œsophage
et dans l'estomac ; qu'elle est élaborée ensuite dans le duodenum,
par l'addition de la bile et du suc pancréatique ; qu'elle est reçue
après cela dans les vaisseaux lactés, portée par le canal thorachique dans la veine-cave, transmise au ventricule droit, de
là envoyée en partie dans les poumons et en partie dans l'aorte,
par le moyen du trou ovale et du conduit artériel, d'où elle passe
dans les artères. Les argumens dont Boerhaave se sert pour prouver sa doctrine, sont les suivans : les qualités nourricières de
l'eau de l'amnios ; la présence d'une liqueur tout-à-fait semblable
dans l'estomac du fœtus ; l'action du canal intestinal sur les matières qu'il contient : car on a observé la circulation du chyle
dans un enfant qui étoit né avec le ventre ouvert, et qui n'avoit

---

1. *Instit. med.* §. 382.

encore pris aucun aliment depuis sa naissance. Cependant le sang du fœtus n'est pas blanc; il a la même couleur que celui de l'adulte. Or, la couleur rouge du sang dépend, suivant Boerhaave, uniquement de l'action des poumons; et, celle-ci étant nulle dans le fœtus, il faut donc que la couleur de son sang provienne d'une autre cause. C'est en quoi consiste maintenant la fonction du placenta. Celui-ci sert de moyen de communication entre la mère et l'enfant; les veines ombilicales reçoivent de la première un sang rouge, qui a récemment subi l'action des poumons, tandis que les artères ombilicales rendent à la mère un sang qui ne peut plus servir à la nutrition. Ainsi la *chylification* proprement dite se fait dans le fœtus même; la *sanguification*, au contraire, est due en grande partie à l'action des poumons de la mère [1].

§. 85. On ne peut disconvenir qu'il y a des faits anatomiques qui semblent prouver d'une manière évidente le passage de la liqueur de l'amnios dans l'estomac. On connoît l'observation de Heister [2], qui a vu cette liqueur gelée dans l'œuf de la vache, et se continuant par la bouche et l'œsophage, jusques dans l'estomac, sous la forme d'un morceau de glace de l'épaisseur d'un doigt. On a trouvé dans le ventricule du fœtus les mêmes concrétions graisseuses qu'on rencontre ordinairement dans l'eau de l'amnios; on a vu des poils mêlés avec le méconium du fœtus de la vache; on a observé que des enfans nouveau-nés ont rejeté par le vomissement une humeur semblable à l'eau de l'amnios, d'autres fois, une matière laiteuse : ce qui sembleroit annoncer une action digestive de la part de l'estomac et des intestins. Rien n'est encore plus fréquent, comme l'a remarqué Harvey, que de voir le poulet enfermé dans l'œuf s'agiter dans l'eau de l'amnios, ouvrir et fermer alternativement le bec. Haller a observé, un très-grand

---

1. BOERHAAVE; *Prælect. in propr. instit.* t. V, p. 2, pag. 344 et suiv.
2. *Compend. anat.* not. 57, ad §. 110.

nombre de fois, la même chose, non-seulement dans le poussin, mais aussi dans les fœtus des quadrupèdes [1].

Il a été démontré ensuite que la déglutition peut se faire sans le moyen de la respiration. Le corps qui doit être avalé, a-t-on dit, savoir, l'eau de l'amnios, est pressé par l'action perpétuelle des fibres du corps de la matrice, et celle des muscles abdominaux, vers tous les points du corps du fœtus. Il se portera vers les endroits où il trouve la moindre résistance : cet endroit est la bouche, lorsqu'elle est ouverte. Maintenant, de deux choses l'une : ou le pharynx et l'œsophage sont en action dans le fœtus comme dans l'adulte, ou ils ne le sont pas. Dans le premier cas, la déglutition de l'eau de l'amnios, loin d'être empêchée, seroit au contraire favorisée. Dans le second cas, ils sont dans un état passif, et n'opposent point de résistance au fluide qui, par une autre force, est déterminé à descendre par cette voie. La liqueur de l'amnios peut donc parvenir dans l'estomac sans le secours de la respiration, ni de celui des muscles de la langue, comme le démontrent en outre l'exemple analogue des poissons, qui savent bien avaler sous les eaux ; celui de l'homme qui s'est noyé, dont on trouve l'estomac rempli d'eau [2] ; enfin, l'ouverture de l'estomac des fœtus des animaux, dans lequel on a trouvé depuis trente jusqu'à quarante onces de fluide, quantité trop considérable pour pouvoir être considérée comme le produit d'une sécrétion muqueuse faite dans l'intérieur de ce viscère [3].

D'un autre côté, on cite des exemples qui démontrent d'une manière indirecte que la nutrition n'a pu s'opérer que par l'introduction de l'eau de l'amnios dans le corps du fœtus : ce sont les cas où des enfans sont nés sans ombilic, ou sur lesquels on n'a pas pu trouver la moindre trace d'une cicatrice. Un pareil

---

1. *Form. du poulet*, t. II, pag. 129. *Elem. physiol.* t. VIII, pag. 201.
2. HALLER ; *obs. pathol.* n°. LXII in *oper. min.* t. III.
3. HALLER ; *Elem. physiol.* t. VIII, pag. 203.

exemple est rapporté par Stalpaart van der Wiel [1]. On lit dans le *Journal des savans* [2], qu'un enfant est venu au monde avec un ombilic parfaitement cicatrisé, de sorte que, n'étant plus en rapport avec le placenta, il n'étoit pas besoin de lier le cordon. D'autres fois, on a trouvé ce dernier corrompu et détruit par la putréfaction [3], ou déchiré, et les vaisseaux ombilicaux oblitérés [4]; néanmoins l'enfant étoit toujours resté vivant.

§. 86. Malgré tous ces argumens produits en faveur de la nutrition par les eaux de l'amnios, cette opinion a été abandonnée par le plus grand nombre des physiologistes, qui ont adopté celle qui explique cette nutrition par le placenta. En effet, il y a des raisons qui paroissent détruire cette première théorie; il y en a d'autres qui infirment beaucoup les argumens dont on s'est servi pour la soutenir. On a objecté en premier lieu, que la liqueur de l'amnios n'est pas une humeur lymphatique, mais un véritable mucus qui ne possède pas les qualités nourricières propres à servir à l'accroissement du fœtus. Cette eau, a-t-on dit, existe en plus grande quantité à une époque où les organes gastriques du fœtus, n'étant pas encore parfaitement formés, sont incapables de la digérer; elle est sécrétée dans la plupart des animaux par les vaisseaux propres du fœtus. Il en résulteroit que celui-ci se nourriroit toujours de ses propres humeurs, et que, rien ne lui arrivant du dehors, son accroissement deviendroit inexplicable. Comment se nourriroient d'ailleurs les fœtus qui ont une imperforation de la bouche et des narines, ou bien ceux qui n'ont point de tête ? D'où vient dans ces derniers l'humeur dont leur estomac est rempli, le méconium dont leurs intestins sont chargés? N'y a-t-il pas des exemples que des fœtus ont vécu dans la matrice après que les eaux de l'amnios s'étoient

---

1. *Observat. rarior. cent. post.* pars I, obs. 32.

2. Année 1673, pag. 69; observat. communiq. par *Chatton.*

3. F. Hoffmann et Triller; *Dissert. de pingued. e succo nutr. superfl.* pag. 10.

4. Rommel; *Ephemer. nat. cur.* dec. 2, a. 7, obs. 209.

écoulées depuis long-temps? Quant aux cas dans lesquels le cordon ombilical a manqué, ou dans lesquels on l'a trouvé détruit, on a répondu que ces observations, d'ailleurs extrêmement rares, ont été énoncées d'une manière si vague qu'on est tenté de ne leur ajouter aucune foi. Dans la première, par exemple, rapportée par Stalpaart van der Wiel, on n'a pas examiné avec assez d'attention les deux papilles rouges qui donnoient issue à l'urine; on n'a pas fait mention de l'état du placenta. Au surplus, l'auteur de cette observation n'a vu l'enfant que quinze mois après sa naissance. Celle qui a été consignée dans le Journal des savans, ne prouve pas que la nutrition du fœtus peut se faire sans le placenta : elle fait voir seulement que l'enfant a survécu quelque temps à la déchirure du cordon ombilical; car le placenta existoit dans ce cas, il avoit son volume naturel, il se trouvoit dans son centre une éminence charnue, reste des vaisseaux ombilicaux. Il en est de même du fait qu'on trouve cité dans les Ephémérides des curieux de la nature; le cordon ombilical s'étoit encore déchiré par un accident. Enfin, dans l'exemple rapporté par F. Hoffmann, il est seulement dit que le cordon étoit *presqu'entièrement* détruit par la putréfaction; mais on n'y fait nullement mention de l'état des vaisseaux sanguins, savoir, s'ils étoient ouverts ou rongés, etc.

§. 87. Toutes ces considérations ont déterminé un grand nombre de physiologistes à embrasser la doctrine d'Hippocrate, d'Aristote, de Galien, etc., concernant la nutrition du fœtus par le moyen du cordon ombilical. L'existence constante de ce cordon, celle du placenta, la structure particulière de l'un et de l'autre, leur présence dans les premiers temps de la formation des animaux, etc., leur ont fait conjecturer que cette partie devoit être destinée à un usage extrêmement important, et qui ne pouvoit consister que dans la nourriture du fœtus. Cependant, comme on ne peut disconvenir d'un autre côté que la théorie de la nutrition par les eaux de l'amnios a beaucoup d'argumens en sa faveur;

comme on ne peut pas nier l'observation de Heister sur la con-
gelation des eaux de l'amnios, ni révoquer en doute celles fréquemment répétées par Harvey et Haller sur le poulet qui
ouvre et ferme alternativement son bec ; comme on ne peut pas
se rendre un compte satisfaisant de l'utilité des eaux de l'amnios;
il y a eu des physiologistes qui ont admis l'un et l'autre modes de
nutrition, celui par le placenta, et celui par l'eau de l'amnios.
Ils pensent que c'est cette dernière qui nourrit le fœtus dans les
premiers temps de son existence, mais que, cette liqueur venant
à subir par la suite une espèce de dégénérescence, la nutrition
se fait par le cordon ombilical. Telle est l'opinion de Haller et
celle d'un grand nombre de physiologistes [1].

§. 88. Je pense également que la première et la principale
utilité de l'eau de l'amnios consiste dans la nutrition du fœtus.
Je me fonde, et sur ce qui a été allégué en faveur de cette opinion
par ses défenseurs, et sur les considérations suivantes.

Non-seulement les animaux à sang chaud sont, dans l'état de
fœtus, contenus dans un sac membraneux rempli d'eau, mais aussi
les animaux à sang froid, et ceux dans lesquels il n'existe ni placenta ni cordon ombilical. C'est ainsi que les œufs des amphibies,
comme, par exemple, ceux de la grenouille, des crapauds, de la
salamandre, etc., contiennent une eau claire, dans laquelle nage
l'embryon. L'amnios est pour ces animaux une partie tellement
nécessaire, qu'on ne peut les en priver dans les premiers temps
sans leur ôter la vie. Il existe, à la vérité, dans les têtards un cordon ombilical extrémement fin, qui de la membrane de l'amnios
passe à la région inférieure de la tête de l'embryon ; mais il n'y
a pas de placenta qui lui donne naissance, et ce cordon se détache
bientôt du lieu de son adhérence [2], de sorte que la liqueur de
l'amnios constitue toujours la principale partie servant à la nutrition. Les œufs des poissons et des insectes contiennent égale-

---

1. *Elem. physiol.* t. VIII, pag. 2o5.
2. SPALLANZANI ; *Expériences sur la génération* ; §. 23.

ment cette eau. On peut donc dire que tous les animaux qui naissent d'un œuf ont aussi la liqueur de l'amnios. Dans tous les animaux, sa quantité diminue à mesure qu'ils approchent de l'époque de leur naissance. Dans l'homme, elle est très-considérable pendant les premiers temps de la grossesse; elle le devient bien moins vers la fin de la gestation. Dans les oiseaux, elle se perd vers les derniers jours de l'incubation, de sorte que la membrane de l'amnios se trouve appliquée immédiatement sur la peau du fœtus [1]. Dans les têtards, elle diminue aussi en proportion du corps du fœtus, qui augmente au point de ne pas trouver assez de place pour séjourner plus long-temps dans l'œuf. D'un autre côté, l'eau de l'amnios ne se corrompt jamais : celle du poulet reste parfaitement transparente; il en est de même de celle des amphibies : celle de l'homme et des quadrupèdes, quoique souvent d'une couleur jaunâtre plus ou moins foncée, ne contracte cependant aucune acrimonie ni aucun autre mode de corruption. Comment se fait-il maintenant que cette humeur stagnante conserve ses premières qualités, et résiste à la dissolution putride qui s'empare de toutes les liqueurs animales lorsqu'elles ne sont pas reprises et ramenées dans le torrent de la circulation, comme cela a lieu dans l'œuf, dont les membranes sont dénuées de vaisseaux lymphatiques apparens ? Comment se fait-il qu'elle diminue à mesure que le fœtus prend de l'accroissement ? Il n'est qu'une seule supposition qui puisse résoudre le problème, c'est de croire que cette humeur passe successivement dans le corps du fœtus et sert à le nourrir.

Si, par conséquent, il est une loi générale de la nature en vertu de laquelle les embryons doivent être entourés d'une liqueur; si cette liqueur, plus copieuse dans le commencement, devient moins abondante dans la suite; si de grandes classes d'animaux, en état de fœtus, ne peuvent se nourrir par aucune autre

---

1. HALLER; *Opera minora*, t. II, pag. 323.

matière que par l'eau dans laquelle ces animaux nagent, pourquoi feroit-on une exception à l'égard du fœtus de l'homme et des quadrupèdes ? On m'accordera peut-être sans difficulté que l'eau de l'amnios constitue la matière nutritive des animaux dénués de placenta ; mais on ne voudra pas qu'elle ait le même usage dans ceux qui sont pourvus de vaisseaux ombilicaux : on me dira que, dans les mammifères et dans les oiseaux, elle sert à défendre l'embryon contre la pression des corps environnans. Je lui reconnois volontiers cette dernière propriété ; mais je pense qu'elle n'est qu'accessoire : je ne puis me persuader que l'humeur qu'on rencontre dans les œufs de tous les animaux, ait un usage différent, d'après la diversité des espèces ; que, dans plusieurs, elle serve de matière nutritive, tandis que, dans d'autres, elle n'est qu'une simple substance intermédiaire destinée à défendre le fœtus contre les impressions externes. Croira-t-on que le poulet enfermé dans l'œuf ait eu besoin de l'eau de l'amnios pour être à l'abri de ces impressions ? La coque calcaire, les substances albumineuse et vitelline, seroient-elles insuffisantes pour le protéger ? ou faut-il que cette eau serve à le garantir contre la pression que pourroient exercer sur lui les autres substances fluides de l'œuf ? Mais la matière albumineuse est contenue dans des membranes, la vitelline est suspendue par ses chalazes ; elles ne peuvent par conséquent pas se déplacer. Si, d'ailleurs, l'eau de l'amnios servoit à cet usage, pourquoi manque-t-elle dans le principe de l'incubation [1], à une époque où sa présence seroit plus nécessaire, parce que l'embryon est alors plus délicat ?

§. 89. Je dis donc que la liqueur de l'amnios sert à la nutrition du fœtus de l'homme, des quadrupèdes et des oiseaux. Mais je prétends qu'il n'est pas nécessaire qu'elle soit *avalée* pour remplir cet usage ; car, quoique Haller ait vu faire au poulet des mouvemens de déglutition, quoiqu'on ait vu la glace de l'amnios

---

1. HALLER ; *Opera min.* t. II, pag. 323 : « Membrana amnios circa finem « diei quinti jam liquorem manifestum continet. »

descendue jusques dans l'estomac, quoiqu'on ait trouvé ce viscère rempli d'une humeur limpide, etc. , il est beaucoup de faits qui démontrent que la déglutition ne peut pas avoir lieu : premièrement les embryons se nourrissent et prennent de l'accroissement à une époque où leur bouche n'est pas encore visible, ni leurs organes gastriques formés ; il en est de même de ceux qui ont une imperforation de la bouche et des narines, de ceux qui sont acéphales. L'eau de l'amnios, dans ces cas, est donc entrée dans leur corps par une autre voie que celle de la bouche : or, elle n'a pu y entrer que par les orifices des vaisseaux absorbans qui se trouvent sur toute l'habitude du corps. Si elle parvient par la bouche dans l'estomac, ce ne peut être qu'accidentellement ; et alors elle est absorbée également par les vaisseaux lymphatiques de l'intérieur, sans qu'on ait besoin d'admettre une action digestive des intestins. J'ai déjà parlé de cette opinion plus haut (§. 33) ; je l'ai défendue alors contre les attaques de Haller. Le plus fort de ses argumens, et qui a été répété par la plupart des physiologistes, étoit tiré de l'existence de la matière caséeuse qui tapisse le corps du fœtus, et qui doit nécessairement boucher ses pores. Mais j'ai fait voir que cette matière n'existe que dans les derniers mois de la grossesse, et que dans les premiers on ne la rencontre nullement. C'est ce qui m'a fourni l'occasion d'admettre que cette matière elle-même n'étoit pas formée d'un dépôt de la liqueur de l'amnios sur la surface de la peau, mais qu'elle étoit vraisemblablemeut le produit d'une sécrétion qui se fait par l'organe cutané. Qu'il me soit permis de développer ici cette opinion d'une manière plus étendue que je n'ai pu le faire au paragraphe cité. J'ai dit alors que la prédominance du système glanduleux, dans le fœtus et dans le bas-âge, fournissoit des preuves suffisantes en sa faveur. En effet, dès qu'une fois les organes sont formés, les sécrétions se font d'une manière plus énergique et dans une plus grande proportion que dans l'homme adulte (j'en excepte néanmoins celle de l'urine, qui probablement ne commence dans

l'enfant qu'après la naissance, tout comme celle de la liqueur spermatique, qui ne se fait qu'à une certaine époque de l'âge). C'est
ainsi qu'on trouve une grande quantité de matières muqueuses
dans le canal intestinal, avant même que le foie ne travaille à la
sécrétion de la bile ; car ces mêmes matières ne sont pas encore
teintes de cette humeur. L'estomac est souvent rempli d'un fluide
muqueux, quoique, par l'imperforation de la bouche, le passage
de l'eau de l'amnios soit impossible. On trouve presque toujours
une collection d'une semblable matière dans l'intérieur de la
vessie, dans le vagin, dans la matrice, etc. Tout ceci provient de ce
que dans le fœtus les glandes vasculaires et muqueuses sont déjà
très-grosses, même plus volumineuses en proportion que dans
l'homme adulte. J'ai vu les glandes salivaires de la bouche, très-bien
formées, avoir jusqu'à sept millimètres (trois lignes) de diamètre,
tandis que d'autres organes du fœtus, comme, par exemple, la
glande thyroïde, le thymus, étoient à peine ébauchés. J'ai bien
mieux aperçu les glandes muqueuses des intestins dans les cadavres
de fœtus que dans ceux d'hommes adultes. Les glandes lymphatiques sont également très-bien prononcées dans ce premier âge :
on sait qu'elles sont rouges, tandis que dans la suite elles deviennent
plus pâles. Ceci tient au plus grand nombre de vaisseaux dont
elles sont garnies; ce qui prouve une plus grande action dans
ces organes, conséquemment une élaboration plus parfaite de la
lymphe. Ce que je viens de dire des glandes vasculaires, lymphatiques et muqueuses, s'applique également aux glandes sébacées
de la peau. Ces glandes, dont l'existence est admise par un grand
nombre d'anatomistes [1], sont difficiles à reconnoître dans l'adulte,
dans lequel on ne les aperçoit qu'à de certaines parties seulement, telles que le gland de la verge, les paupières, le méat

---

1. Boerhaave; *Inst. med.* §. 422. *Prælectiones in prop. inst.* vol. III, pag. 547,
not. 6. Hallers *Grundriss der Physiol.* Ausg. von Leveling, §. 255 - 257, 475.
Blumenbach ; *Inst. physiol.* ed. 1798, §. 85. Caldani ; *Inst. physiol.* §. 128,
Cruikschank's; *über die unmerkliche Ausdünstung*, a. d. E. Seite 4.

auditif. Dans le fœtus, au contraire, on les remarque aisément. Les endroits où je les ai le mieux observées, sont la tête, surtout la face, ensuite les articulations. Quoique bien visibles, elles sont néanmoins très-petites, d'une figure ronde, d'une couleur blanche, et très-rapprochées les unes des autres, particulièrement sur le dos du nez, au menton et autour des lèvres, où je les ai même trouvées très-saillantes et s'élevant au-dessus de la surface de la peau. Je suis convaincu que ces petits corps glanduleux ne sont pas des papilles de la vraie peau ; car, premièrement, ils sont beaucoup trop apparens dans des endroits où les papilles ne sont jamais très-sensibles, comme, par exemple, sur le bout du nez. En détruisant, en second lieu, l'adhérence de l'épiderme avec la peau par le moyen de l'eau bouillante et de la macération, j'ai observé que ces corps restoient attachés, tantôt à la première et tantôt à la seconde de ces enveloppes. J'ai jugé, d'après cela, qu'ils n'appartenoient ni à l'une ni à l'autre, mais qu'ils constituoient des corps particuliers qui étoient seulement interposés entre ces tégumens. Je conviens n'avoir pas pu apercevoir, même avec la loupe, d'orifices excréteurs à ces glandes ; mais, comme je n'ai pas non plus pu découvrir ces orifices sur les glandes muqueuses qui étoient d'une égale grosseur, je ne me crois pas autorisé, par cela seul, à refuser à celles-ci le caractère sous lequel je viens de les décrire. Cependant il seroit encore possible que ces mêmes glandes ne fussent autre chose que les cryptes ou les follicules que Boerhaave [1] attribue à la peau, et qui, selon lui, s'ouvrent à l'épiderme par des pores, et qui contiennent une humeur grasse qui s'épaissit par le repos [2]. Dans cette supposition on pourroit facilement expliquer pourquoi on ne trouve pas d'orifices excréteurs à ces

---

1. *Epistola anatomica ad F. Ruyschium. Opera Ruyschii*, t. I.

2. D'après Wrisberg (*Hallers Grundriss der Physiologie*, Ausg. von *Leveling*, §. 251, not. 186), il est essentiel de faire une distinction entre *glande muqueuse ou sébacée*, et *follicule muqueux ou sébacé*.

glandes [1] ; pourquoi ces follicules paroissent sous la forme de corpuscules glanduleux : cela viendroit de ce que leur cavité a été remplie de l'humeur caséiforme qu'ils ont sécrétée, et qui s'est épaissie comme le reste de cette matière. Il existe donc dans le fœtus un appareil glanduleux ou folliculaire très-étendu, auquel on peut raisonnablement attribuer la sécrétion de la matière caséeuse. On remarque, en effet, que celle-ci est plus abondante aux endroits où ces glandes (où ces cryptes) sont en plus grand nombre, c'est-à-dire, aux plis des articulations, à la face, au cuir chevelu. Si on veut ajouter à toutes ces considérations la remarque que j'ai faite au §. 33, sur l'absence du vernis caséeux dans les premiers mois de la gestation ; et l'observation que ce vernis ne couvre jamais la surface interne de l'œuf, ni le cordon ombilical, on aura déjà des probabilités suffisantes en faveur de l'opinion que j'émets.

§. 90. De toutes les considérations que j'ai développées jusqu'à présent, je conclus que le fœtus peut se nourrir par l'absorption de l'eau de l'amnios. Je pense que la matière caséiforme n'y porte pas obstacle, attendu qu'elle n'existe pas pendant la plus grande partie du temps de la grossesse ; qu'elle ne se trouve pas dans tous les endroits de la surface du corps en égale quantité ; qu'il naît beaucoup d'enfans dans lesquels on ne l'aperçoit presque pas ; et qu'enfin la liqueur de l'amnios peut s'introduire dans le corps par la bouche, les narines, l'anus, les parties génitales ; et être absorbée par les vaisseaux lymphatiques qui se trouvent dans les cavités intérieures. D'un autre côté, cette liqueur est véritablement nourricière, parce que, d'après les recherches des citoyens Buniva et Vauquelin, elle contient une partie albumineuse, semblable à celle du sang. Il est vrai que ces auteurs ont trouvé la quantité de l'albumine très-petite dans l'eau de l'amnios. Mais, pour bien connoître sa proportion, on auroit dû examiner cette

---

1. Kaau Boerhaave (*Perspiratio Hippocr. dict.* §. 220) fait déjà la remarque que l'émissaire des follicules n'est plus visible dès que l'épiderme a été enlevé.

liqueur dans les premiers mois de la grossesse, et non dans les derniers et au moment de l'accouchement. Il y a certainement plus de parties nutritives dans l'eau de l'amnios des premiers temps de la gestation. Osiander [1] observe que cette eau est très-coagulable à cette époque : et combien de fois ne me suis-je pas assuré de cette vérité, en mettant dans l'esprit de vin ou dans les acides les œufs que je destinois à mes recherches ? Cette observation s'accorde parfaitement avec les différens degrés d'accroissement qu'on remarque dans le fœtus pendant la durée de la gestation. Je ferai voir plus bas que l'accroissement de l'enfant est très-lent vers la fin de la grossesse, précisément parce que l'eau de l'amnios contient moins de parties nutritives, et qu'en général les secours de la nutrition diminuent.

Quant à l'action que le système lymphatique peut exercer sur le fœtus, il est incontestable qu'elle a lieu d'une manière très-prononcée. Les observations et les expériences directes qui ont été faites par S. J. Brugmans, et qu'on trouve citées dans la dissertation de Van den Bosch [2], nous en fournissent la preuve convaincante. Cet auteur a retiré des fœtus de brebis, de vaches et de chiennes, du ventre de la mère. En disséquant leur peau, et en la tenant contre le jour, il a vu un grand nombre de vaisseaux lymphatiques remplis d'un fluide transparent. Il a ouvert ensuite le ventre d'un lapin femelle qui étoit à la moitié de la gestation, et après avoir mis à découvert les fœtus, il leur a appliqué une ligature aux membres. Ces fœtus étant bientôt morts, il en a disséqué la peau ; il a trouvé les vaisseaux lymphatiques d'une couleur bleuâtre, mais aussi parfaitement pleins de fluide que le peuvent être les veines lactées d'un chien auquel on auroit fait boire du lait, et auquel on auroit lié les gros troncs lymphatiques. Il a enfin ouvert le ventre d'un autre lapin : il a

1. *Annalen der Entbindungs-Lehr-Anstalt*, Band I, Stück I, Seite 199, 200.

2. *De natura et utilit. liquor. amn. in sylloge operum min. præstant. ad art. obstet. spectant.* Ed. Schlegel ; t. I, pag. 464 - 467.

commencé par fendre une des cornes de la matrice, et, après avoir incisé les membranes et reçu dans un vase l'eau qu'elles contenoient, il a ouvert la seconde corne, il en a extrait un fœtus, et lui ayant appliqué une ligature aux deux jambes de devant, il l'a ainsi plongé dans l'eau de l'amnios retirée de la première corne. Ce fœtus, quoiqu'il ne donnât aucun signe de vie au moment de son extraction, eut néanmoins dans peu de temps les veines lymphatiques des membres liés très-apparens et très-gorgés de fluide, tandis que celles des extrémités postérieures étoient à peines visibles : après avoir ôté les ligatures, les vaisseaux lymphatiques ont disparu. J'ai également trouvé ces vaisseaux sur des cadavres de fœtus morts pendant l'accouchement, ou tout de suite après la naissance. Je les ai injectés sur différens viscères, et je les ai trouvés en aussi grand nombre que dans l'adulte. J'en ai vu de très-gros, et qui étoient remplis d'un fluide jaunâtre ; j'ai observé que des glandes conglobées, ordinairement assez petites dans l'homme adulte, étoient beaucoup plus grosses en proportion dans le fœtus, particulièrement celles qui sont situées à la face postérieure du sternum.

Il est donc non-seulement prouvé que l'eau de l'amnios *peut* être absorbée par les vaisseaux lymphatiques, mais il est aussi certain qu'elle *doit* l'être, pour servir à l'accroissement du fœtus. Si, en effet, cette humeur n'étoit pas absorbée, elle s'accumuleroit, attendu qu'il n'y a point de vaisseaux lymphatiques apparens dans les membranes de l'œuf, qui puissent la ramener dans le torrent de la circulation (§. 18, pag. 20). Si elle ne passoit pas dans l'intérieur des fœtus des poissons, des amphibies, des insectes et des vers, comment expliquerions-nous leur nutrition ? N'est-ce pas encore cette liqueur qui doit servir de matière nutritive aux fœtus de l'homme, dans les cas où toutes les autres sources de la nutrition lui sont fermées ? Je ne reviendrai pas sur les exemples que j'ai cités au §. 85, pag. 93 ; mais il faut dire qu'il y a des faits plus modernes, et très-authentiques, qui prouvent que des enfans sont venus au monde avec l'ombilic oblitéré. M. Osiander [1] conserve, dans sa collection de pièces anatomiques, un fœtus sur lequel il est impossible d'apercevoir les traces d'un ombilic. John Mason Goods [2] rapporte l'exemple d'un enfant jumeau qui vécut, et qui crioit au moment de sa naissance, mais qui n'avoit ni cordon ombilical, ni nombril. Or, je le demande, comment ces fœtus s'étoient-ils nourris ?

§. 91. Dans les œufs des insectes et des vers, l'eau de l'amnios paroît rester la même, depuis le moment qu'ils sortent du ventre de la femelle jusqu'à celui où les fœtus quittent l'œuf; on ne connoît pas du moins les voies par lesquelles elle pourroit être augmentée ou renouvelée. Cependant, comme le séjour de ces animaux dans l'œuf n'est pas long, la nature paroît leur avoir donné une certaine quantité de fluide, dont ils se nourrissent pendant qu'ils y sont enfermés. Il en est de même des œufs des grenouilles, des crapauds, des salamandres. Dans les oiseaux, la liqueur de l'amnios est sécrétée par les vaisseaux qui se trouvent dans sa membrane; elle est en outre remplacée par le blanc d'œuf. Dans les quadrupèdes, la membrane amnios a également des vaisseaux, lesquels séparent la liqueur dont il est question. Dans l'espèce humaine, elle provient des membranes de l'œuf, comme je l'ai prouvé en traitant de leurs fonctions. J'ai fait voir alors que les vaisseaux de la matrice se continuent dans la membrane caduque, et finissent par leurs dernières ramifications, ou plutôt, par leurs conduits exhalans, sur la membrane amnios. Or, ici la source de l'eau de l'amnios est évidemment hors du fœtus. Il n'en est pas de même dans la plupart des quadrupèdes; car, dans ces derniers, les vaisseaux qui se distribuent dans les membranes, sont des branches des vaisseaux du cordon, et appartiennent par

---

1. *Neue Denkw. für Aerzte und Geburtshelfer*, Band I, Seite 184. *Annalen der Entbindungs-Lehr-Anstalt zu Gœttingen*. Band I, Stück I, Seite 199.

2. *Repert. chirurg. und med. prakt. Abhandlung. für Aerzte und Wundœrzte*, Band III. Voyez N. *allgem. deutsch. Bibl.* Band 48, St. I.

conséquent au fœtus lui-même, de manière que c'est du propre sang de ce dernier que la liqueur est sécrétée. Cette circonstance maintenant apporte une grande difficulté dans la théorie de la nutrition par l'eau de l'amnios ; car, si cette dernière est continuellement séparée des propres humeurs du fœtus, et que rien ne lui soit ajouté du dehors, soit de la mère, soit d'autre part, comment concevra-t-on que l'animal se nourrisse et prenne son accroissement ? Les fœtus des oiseaux seroient dans le même cas, si les œufs de ces animaux n'étoient pas à considérer, suivant l'expression de Buffon, comme une matrice qui contient en elle tous les matériaux propres à nourrir le poulet. Pour répondre à une objection aussi importante, qui renverseroit la théorie que nous avons admise, il faut examiner si, outre la liqueur de l'amnios, il n'existe pas d'autres sources dont le fœtus puisse tirer sa nourriture ; et ceci nous conduit à l'examen des fonctions dont est chargé le placenta.

§. 92. L'opinion qui établit la nutrition du fœtus par le moyen du placenta, remonte à l'antiquité la plus reculée. Elle a déjà été professée par Hippocrate [1]. Ce père de la médecine regardé le cordon ombilical comme la seule partie qui soit en relation avec la matrice ; il le considère comme l'unique voie par laquelle l'aliment et les esprits (spiritus) viennent au fœtus. Nous trouvons qu'Aristote pensoit absolument de même : il dit expressément que tous les animaux qui ont un cordon ombilical se nourrissent par cette partie [2]; il la compare à la racine d'une plante qui seroit fixée à la matrice [3]. D'après Plutarque [4], c'étoit le sentiment le plus généralement admis des philosophes stoïciens. Galien [5], en rapportant l'opinion d'Hippocrate, la développe d'une manière très-étendue ; aussi a-t-elle été adoptée par tous les anatomistes qui ont suivi Galien, savoir, par Fernel, Vésale, Colombe,

---

1. *De octimestri partu.*
2. *Hist. anim.* lib. VII, cap. 8.
3. *Gen. anim.* lib. II, cap. 4.
4. *De placit. phil.* lib. V, cap. 16.
5. *De fœt. format.* cap. 1, 2, 3.

Fallope, du Laurent, Fabrice, etc., jusqu'à Harvey, lequel a le premier établi la nutrition du fœtus par la bouche et le cordon ombilical en même temps, en quoi il a été suivi par Haller [1] et plusieurs autres physiologistes. Cependant, malgré tous les argumens que les derniers ont produits en faveur de la nutrition par l'eau de l'amnios, le plus grand nombre de physiologistes actuels sont restés attachés à l'ancienne opinion, et reconnoissent par conséquent le placenta comme l'unique source de la nutrition, n'accordant aux eaux de l'amnios que des usages secondaires, tels que celui de tenir la matrice distendue, de défendre le fœtus contre toutes lésions extérieures, de faciliter l'accouchement, etc.

§. 93. Si dans les paragraphes précédens je me suis constitué le défenseur de la théorie de la nutrition par l'eau de l'amnios, en tant qu'elle est absorbée par les vaisseaux lymphatiques, je n'ai pas prétendu vouloir nier la grande utilité du placenta dans l'économie du fœtus. Mais, pour pouvoir déterminer avec précision ses véritables usages, il faut le considérer dans sa première formation; il faut le suivre dans ses développemens successifs; il faut emprunter les secours de l'anatomie comparée, en examinant le placenta et les cotylédons des animaux qui en sont pourvus. Comme ce sont surtout les vaisseaux ombilicaux des oiseaux qu'on a été à même d'observer avec le plus de facilité et d'exactitude, je commencerai par en donner une courte notice.

§. 94. A la quarantième heure de l'incubation, on aperçoit dans l'œuf les rudimens de la figure veineuse, tracés dans une matière jaunâtre et caillée [2]. On remarque, dans le principe, des points, ensuite des stries et des lignes, lesquelles paroissent être formées d'une série de petites gouttes de sang, entre lesquelles il y a de la matière blanche interposée. Bientôt après (à la 42.ᵉ, 45.ᵉ ou 48.ᵉ heure), ces stries et ces lignes se réunissent et consti-

---

1. *Elem. physiol.* t. VIII, pag. 252.

2. *Opera minora*, t. II, pag. 333 et seq.

tuent un réseau, dans lequel on observe la première figure des vaisseaux. Ces vaisseaux, particulièrement celui qui circonscrit le champ de la figure veineuse, sont jaunes au commencement, quoique par le moyen du microscope ils paroissent souvent rouges. Il est essentiel d'observer que ces vaisseaux commencent toujours par devenir visibles à la circonférence, conséquemment par leurs branches, et jamais tout près du fœtus, c'est-à-dire, par leurs troncs [1]. Cependant ils grossissent rapidement, ils coupent bientôt toute l'aire caillée, et on voit partout les veines de la substance vitelline s'anastomoser par leurs dernières ramifications avec la veine principale qui circonscrit le tout. Mais, ce qu'il y a de plus important à observer, c'est que dans les premiers développemens on remarque constamment que ce sont les *veines* qui paroissent les premières. A la soixantième heure de l'incubation, tous les vaisseaux qu'on aperçoit ne sont que des branches d'un seul tronc veineux. Les artères qui accompagnent les veines paroissent plus tard, on ne les voit que vers la soixante-quatrième heure, et encore sont-elles alors plus petites et plus pâles que les veines, et ne se prolongent-elles pas dans le cercle veineux [2]. Tous ces vaisseaux, les veines comme les artères, sont blancs et diaphanes au commencement; ils deviennent jaunes, puis rutilans, et finissent par avoir la couleur rouge, naturelle au sang.

Dans d'autres parties de l'œuf, non-seulement les veines sont formées avant les artères, mais les premières sont dans un nombre infiniment plus grand que les dernières. Qu'on lise la description que Haller fait de la substance du jaune [3], on trouvera qu'il n'y est question que de veines sanguines. On les observe depuis le huitième jour de l'incubation. Quelques-unes tiennent l'extérieur de la masse vitelline et s'insèrent dans le cercle veineux,

---

1. Loc. cit. pag. 334, 336. *Elem. physiol.* t. VIII, pag. 256, 263.

2. L. c. pag. 335, 341 : « Neque arteriosus circulus accedit, nec arteriæ in circulum venosum se immiscent ». *Elem. physiol.* t. VIII, p. 276.

3. L. c. pag. 348 et seq.

tandis que d'autres descendent dans l'intérieur, en suivant les valvules formées par la duplicature de la membrane du jaune. Il suit de là qu'il y a autant de veines qu'il y a de ces valvules. Enfin, au seizième et au dix-septième jours de l'incubation, on aperçoit, par le moyen du microscope, les derniers rameaux veineux du jaune ; ils se trouvent près du fœtus, ils ont une direction serpentante ou spirale, et imitent en quelque sorte les raies et les lignes qu'on voit au bout des doigts. Avec tout cet assemblage de veines il n'y a que fort peu d'artères. Haller n'en fait mention qu'une seule fois, en disant : « J'ai vu quelquefois une « artère accompagner la veine sur le commencement de cette « dernière [1]. » Quoique, d'après ces observations, les veines soient visibles avant les artères, Haller ne veut cependant pas qu'elles aient existé avant elles, parce qu'une semblable assertion renverseroit le système dont il a été le principal défenseur. Nous ne discuterons pas ici les bases de son opinion ; il nous suffit de savoir que ce célèbre physiologiste convient lui-même du fait, et qu'il dit en termes très-clairs : « Venæ et priores adparent « (arteriis) et truncos habent majores in ipsa figura venosa [2]; « denique etiam in capite embryonis primæ venæ apparent, arte- « riæ posteriores [3]. »

§. 95. Si on examine l'œuf d'un animal quadrupède dans les premiers temps de la gestation, on trouvera que les vaisseaux qui composent son placenta ou ses cotylédons sont beaucoup plus mous, plus pulpeux, plus écartés, que dans un temps postérieur. Par des observations souvent répétées, je me suis assuré que les vaisseaux de la partie fœtale des cotylédons de la vache, prennent naissance dans la membrane pulpeuse, qui est analogue à la membrane caduque dans l'espèce humaine. J'ai suivi l'accroissement successif de ces mêmes vaisseaux. J'ai observé que, dans le prin-

---

1. *Formation du poulet;* t. II, pag. 151. *Opera minora;* t. II, pag. 352.
2. *Elem. physiol.,* t. VIII, pag. 277.
3. Ibid. pag. 278.

cipe, la membrane caduque est seulement plus épaisse aux endroits où devoient se trouver par la suite les portions fœtales des cotylédons ; mais successivement ces mêmes endroits deviennent plus épais et plus floconneux, jusqu'à ce que les filamens s'introduisent dans les scissures qui sillonnent les portions utérines des cotylédons. Dès qu'une fois ces vaisseaux floconneux sont formés, on remarque qu'à l'instar des vaisseaux ombilicaux des oiseaux, les veines sont beaucoup plus nombreuses que les artères. Cette observation a été faite par Haller sur les cotylédons de la vache [1], et j'ai été à même de la vérifier plusieurs fois.

§. 96. En donnant la description du placenta (§. 58, 68), j'ai dit qu'il y a une époque dans la grossesse où l'œuf a ses vaisseaux disposés comme ceux de la partie fœtale des cotylédons des animaux, c'est-à-dire, qu'ils sont libres, flottans, désunis, et qu'ils sont fixés dans la membrane caduque. J'ai fait voir alors que la structure du placenta est différente, à la même époque, de celle qu'on remarque dans les autres temps de la gestation ; j'ai dit qu'on n'aperçoit, par le moyen du microscope, nulle part les deux vaisseaux adossés l'un à l'autre, mais qu'on n'observe que des vaisseaux solitaires, d'une égale grosseur. Tout ceci étant admis, je soutiens qu'*il existe une conformité entre la structure et l'organisation des vaisseaux ombilicaux de l'homme et des quadrupèdes, et celle des oiseaux. Je prétends que, comme dans le poulet, les veines sont formées avant les artères dans l'embryon des mammifères, et j'établis que dans tous les animaux à sang chaud, il y a, à quelques modifications près, une parfaite analogie dans le développement et les usages des vaisseaux ombilicaux, soit qu'ils constituent un placenta, soit qu'ils fassent des cotylédons, soit qu'ils se ramifient sur une membrane. Je*

---

1. *Opera minora;* t. II, pag. 443. *Elem. physiol.* t. VIII, pag. 243 : « Plus est « venularum, quam arteriarum (in cotyledonibus), et magis rubet flocculus « quando per venas liquor injectus est. »

ine fonde sur ce que les vaisseaux du placenta sont solitaires dans
le principe, comme je crois l'avoir découvert, et sur ce que les
flocons dont la surface utérine du chorion est hérissée, sont trop
nombreux et trop gros en proportion de la grandeur du fœtus,
pour qu'on puisse les prendre pour des artères. Si, en effet,
elles étoient des artères, elles ne pourroient provenir que de
l'embryon; or, dans ce cas, on devroit voir un gros tronc sortir
de son corps et se ramifier dans les membranes. Mais c'est ce
qu'on n'observe pas; on n'a qu'à jeter un coup d'œil sur les
figures que les anatomistes [1] ont publiées du fœtus et de ses apparte-
nances, pour se convaincre que les filamens nombreux dont
l'œuf est garni, ne peuvent nullement avoir leur origine dans
l'embryon. D'un autre côté, les vaisseaux qui constituent ces
flocons ne peuvent provenir de la mère; car ce sont les branches
qui sont tournées vers la matrice, tandis que leurs troncs regardent
le fœtus et sont attachés au chorion. Ces flocons sont d'ailleurs
implantés dans la membrane caduque, laquelle se détache avec
facilité de l'utérus dans les premiers temps de la grossesse; ce qui
prouve qu'ils ne sont non-seulement pas une continuation des
vaisseaux de la mère, mais qu'ils ne communiquent pas même
avec ces derniers d'une manière immédiate. Nous trouvons donc,
dans l'embryon de l'homme comme dans celui des oiseaux, que
les vaisseaux éloignés sont les premiers à devenir visibles, et
qu'ils sont déjà bien formés avant que ceux du fœtus soient apparens. Nous remarquons, en outre, que les vaisseaux de la figure
veineuse ne sont pas en proportion avec la grandeur du poulet,
tout comme nous l'avons observé pour l'embryon de l'homme.
L'analogie devient encore plus complète lorsqu'on suit le développement successif de ces vaisseaux. Dans le poussin, c'est une
pulpe molle qui constitue une aire jaunâtre et caillée, dans
laquelle les rudimens de la figure veineuse sont tracés. Ce que

---

1. Ruysch, Albinus, Wrisberg, Soemmering, etc.

cette matière molle et jaune est dans l'œuf incubé, la membrane caduque de la matrice l'est dans l'œuf humain et dans celui des quadrupèdes (§. 36). Cette matière est d'abord épaisse et pulpeuse; elle existe avant qu'on ne découvre une partie quelconque de l'œuf lui-même. Les flocons du chorion, qui indubitablement sont autant de vaisseaux, rampent dans son épaisseur : ils sont donc formés dans cette membrane, leur développement se fait, comme dans l'œuf incubé, par leurs extrémités et leurs branches, continue et s'achève vers les troncs et le fœtus. Nous voyons par cette observation combien la nature a pris soin de préparer à l'embryon les voies par lesquelles il peut tirer son aliment. Ainsi, avant qu'il soit apparent, et pendant qu'il se présente sous la forme d'un mucus qui nage dans un fluide, les vaisseaux qui doivent lui transmettre la matière nutritive se développent et se réunissent en un cordon, qui, lorsque le fœtus commence à devenir visible, se trouve attaché à son corps. Ce cordon contient alors trois filets rouges dans son épaisseur. La disproportion qui existe entre ces filets (les troncs) et les flocons de l'œuf (les branches), est une nouvelle preuve en faveur de l'opinion que je viens d'émettre; elle fait voir évidemment que les rameaux sont formés avant les troncs, et qu'ils appartiennent à la veine ombilicale. On peut dire, en conséquence, que le cordon ombilical nous offre, dans son état primitif, l'ébauche des vaisseaux dont il est composé : 1.° celle de la veine, qui commence par les branches et s'achève vers les troncs; 2.° celle des artères, qui commence par les troncs et s'achève vers les branches. Dès que les extrémités capillaires de ces deux ordres de vaisseaux se rencontrent, le placenta, tel que nous le voyons dans les derniers mois de la grossesse, est formé.

§. 97. Il existe donc une analogie parfaite entre les vaisseaux ombilicaux du poulet, et ceux des quadrupèdes et de l'homme. Les uns et les autres sont formés de la même manière; il n'y a que cette différence, qu'à raison de la plus grande durée de la gestation dans l'homme et les quadrupèdes, ce développement se fait moins vîte que dans les oiseaux, et que les veines sont plus long-temps les seuls vaisseaux du placenta. Je ne saurois déterminer avec précision combien de temps les vaisseaux restent dans ce premier état, attendu que mes observations ne m'ont rien appris de certain à cet égard : je trouve seulement qu'il existe dans l'œuf dont j'ai fait faire le dessin, et qui est à peu près du cinquantième jour de la grossesse. Cependant il est probable que cet état primitif des vaisseaux ombilicaux dure aussi long-temps que le placenta ressemble, par sa conformation externe, à la portion fœtale d'un cotylédon de quadrupèdes.

§. 98. Si les veines sont formées avant les artères, leur fonction doit aussi commencer avant celle des dernières. En quoi cette fonction peut-elle consister ? Ce ne sera pas à ramener le sang qui leur a été transmis par les artères. Il est vrai que Haller [1] admet la coexistence de ces vaisseaux. En parlant de la figure veineuse, il dit que son accroissement est des plus rapides, parce qu'en cinquante-cinq heures son grand diamètre croît de trente-six centièmes à deux cents ; il prétend avec cela qu'il est formé par des artères, quoiqu'il n'ait jamais pu les apercevoir. Il se fonde sur ce que les veines ne peuvent pas exister sans cet ordre de vaisseaux, et que d'ailleurs toutes les parties du fœtus sont préformées, et qu'elles ne font que se développer par la génération. On voit que Haller, attaché au système de l'évolution, a été forcé d'admettre ce que l'autopsie ne lui a pas confirmé. Nous nous en tiendrons à l'observation et à l'expérience seules, et nous dirons que, *puisque les veines paroissent avant les artères, puisqu'elles sont plus grosses et plus nombreuses que ces dernières, puisqu'il y a des veines qui ne tirent pas leur origine des terminaisons artérielles, ces vaisseaux doivent avoir une autre fonction, outre celle qu'ils ont de ramener le sang au cœur du fœtus ; que*

---

1. *Opera minora*, t. II, pag. 345.

*cette fonction ne peut consister que dans l'absorption d'un fluide, et que sa durée diffère d'après les différentes espèces d'animaux à sang chaud.*

Essayons de donner à cette assertion les développemens nécessaires.

§. 99. Au commencement, les vaisseaux de la figure veineuse sont transparens; ils deviennent successivement pâles, jaunes, rutilans, et enfin rouges [1]. Or il est constant que les troncs de ces vaisseaux sont déjà long-temps rouges, tandis que les branches sont encore jaunes ou blanches. Je sais qu'on peut m'opposer ici le même raisonnement avec lequel on a coutume de combattre l'existence des artères blanches dans le corps; on peut m'objecter que cette couleur blanche des petits vaissaux dépend, non d'un fluide particulier, mais de la trop petite quantité de sang qu'ils sont susceptibles de recevoir. Cependant Haller semble déjà s'être attendu à cette objection; car il dit dans son observation 95 : « Flavedo non a parvitate sola pendere videtur. Vasa enim majora « video quam alias, flava tamen, non rubra [2] » Il est vrai que cette observation de Haller est encore contredite par SPALLANZANI [3]. Ce physiologiste assure que la couleur différente dans les vaisseaux du poussin n'est qu'une illusion optique qui dépend du reflet de la substance blanche et de celui de la masse vitelline, lequel ne peut être détruit par la petite quantité de sang dont ces vaisseaux sont chargés. Mais, quelque justes que puissent être les remarques de Spallanzani, on n'est pas moins forcé de convenir, 1.º que dans la figure veineuse il y a des veines qui ne proviennent pas des artères [4]; 2.º que la grosseur et le nombre des premières est

---

1. HALLER; l. c. pag. 337.

2. *Opera minora*, t. II, pag. 103.

3. *Expériences sur la circulation*, etc.; traduit de l'italien, par le citoyen *Tourdes*, pag. 273.

4. C'est ce que *Spallanzani* paroît reconnoître lui-même; car il dit, dans l'ouvrage cité (pag. 205) : « Les dernières ramifications des veines tirent leur « origine, *les unes de la circonférence, les autres des terminaisons artérielles.* »

beaucoup plus considérable que celui des veines, quoique
la vélocité du sang soit égale dans les unes et dans les autres.
D'après ceci, il doit y avoir des branches veineuses, faisant
fonctions de vaisseaux lymphatiques, qui ajoutent à la masse du
sang contenu dans les troncs veineux des sucs qu'elles ont absorbés, et qui rendent par là la couleur de ce fluide plus pâle et
plus rutilante. D'ailleurs, l'organisation de la substance vitelline,
et les phénomènes qu'on y observe pendant l'incubation, fournissent des preuves suffisantes en faveur de l'opinion de Haller.
Car, si d'un côté on remarque que le jaune augmente et devient
plus fluide, à mesure que la liqueur albumineuse diminue et
disparoît [1]; et si, d'un autre côté, on considère la structure val-
vuleuse de la membrane du jaune; si on voit se terminer les
veines rouges dans ces mêmes valvules en de petits conduits
cylindriques, lesquels nagent dans le fluide jaune; si on rencontre cette liqueur dans l'intérieur des conduits; si, enfin, il
n'y a pas d'artères qui répondent à ces petites veines [2], quelle
autre conséquence en peut-on tirer, sinon que les veines sanguines font, par leurs petites branches, les fonctions des vaisseaux lymphatiques, qu'ils transmettent le suc qu'elles ont absorbé
aux troncs, où il est mêlé avec le sang, dont il change nécessairement la couleur?

On m'objectera peut-être qu'il est reconnu par beaucoup d'expériences faites en différens temps, que la fonction de l'absorption
appartient à un système de vaisseaux particulier, tandis qu'elle a
été refusée aux veines sanguines. Mais je ne crois pas que de ces
expériences on puisse tirer des conclusions qui soient applicables
à toutes les parties du corps indistinctement. En effet, parce qu'on
a vu les veines sanguines des intestins ne pas absorber du chyle [3],
parce que les veines des extrémités ne partagent jamais les fonc-

---

1. Haller; l. c. pag. 553, 554.
2. *Arteriæ omnino obscuræ valvulas adeunt quas nunquam viderim.* Haller; l. c.
3. Hunter; *Medical commentaries*, p. I, chap. V, pag. 42-46.

tions du système lymphatique [1], est-on en droit d'en conclure que la même chose doit avoir lieu dans le placenta, dans les cotylédons, dans les vaisseaux ombilicaux du poulet ? Non, sans doute ; il doit être bien certain, au contraire, que, chaque organe ayant une structure particulière, les veines sanguines peuvent fort bien faire la fonction de vaisseaux absorbans dans l'un, et ne pas la faire dans un autre, d'après les vues particulières de la nature. Nous venons de voir la preuve de ceci dans l'œuf incubé, où cette propriété des veines sanguines ne peut pas être contestée [2] ; nous la trouvons encore dans les cotylédons des animaux. Lorsqu'on sépare seulement l'une de l'autre les deux portions de chaque cotylédon, ou, mieux encore, lorsqu'on exprime les flocons qui les composent, il s'en échappe un suc blanc et laiteux. Ce suc, que Wrisberg et Meckel [3] n'ont jamais vu manquer dans les cotylédons des vaches, des brebis, des cochons, des chèvres, doit être reçu quelque part, puisqu'il ne s'accumule jamais en quantité suffisamment grande pour former un épanchement : or, il n'est pas probable qu'il soit sécrété par les vaisseaux du fœtus pour être transmis à la mère : il doit donc être séparé du sang de cette dernière, pour être porté au fœtus ; et il n'y peut parvenir qu'au moyen des vaisseaux. Quels seront ces vaisseaux destinés à le conduire ? Il n'y en a que de deux sortes dans les cotylédons, d'artériels et de veineux ; pour des vaisseaux lymphatiques, personne encore ne les a trouvés. Il est clair que ce n'est pas les artères qui sont chargées de cette fonction. Il ne reste donc que les veines, et il est d'autant plus vraisemblable que ce sont elles qui conduisent cette matière chyleuse, qu'elles sont plus nombreuses que les artères, qu'elles dégénèrent par leurs dernières extrémités en des vaisseaux blancs, disposés en flocons, lesquels sont reçus dans les enfoncemens des cotylédons, et

1. Schreger ; *De functione placentæ uterinæ*, cap. 2.
2. Cuvier ; *Tableau élémentaire de l'histoire naturelle des animaux*, pag. 187.
3. Hallers *Grundriss der Physiologie*, Seite 787, 788.

qu'enfin cette opinion peut être étayée d'un exemple analogue dans les oiseaux.

§. 100. Appliquons maintenant au fœtus de l'homme tout ce que nous venons d'observer sur ceux des animaux. Nous avons déjà vu que les flocons nombreux qui se trouvent à toute la surface utérine du chorion, et qui sont fixés dans la membrane caduque, ne peuvent appartenir qu'à l'embryon ; que ces flocons ne peuvent être que des vaisseaux ; que ces vaisseaux ne peuvent pas être des artères ; que, par conséquent, ce sont des veines ; que, vues par le microscope, ces veines sont encore isolées à une certaine époque de la grossesse, et non accompagnées d'artères. Or, je soutiens que, *tant que ces veines sont dans ce premier état, elles sont à considérer comme des vaisseaux lymphatiques, et que leur fonction consiste à absorber tout ce qui se présente à leurs orifices.* Il est connu que, dans les premiers temps de la grossesse, on rencontre entre la matrice et le placenta un suc laiteux, chyleux ou lymphatique, en un mot, un fluide qui n'est pas du sang. Noortwyck [1], Brill [2] et Reuss [3] se sont assurés de son existence : plusieurs auteurs le reconnoissent également, et le regardent même comme la seule matière nutritive qui convienne au fœtus [4]. D'après ceci, je crois que, dans le commencement de la gestation, les veines ombilicales qui se développent sous la forme de flocons dans la membrane molle qui tapisse intérieurement la matrice, absorbent un suc blanc et lymphatique, qui a pu être déposé dans cette même membrane. Petit à petit ces flocons, devenus plus longs, s'insèrent

---

1. *Uter. hum. grav. hist.* pag. 10.

2. *Diss. de hum. lact. in plac. hum.* pag. 96.

3. *Observ. circa struct. etc.* pag. 36. « Liquorem albicantem (illo qui in quadrupedum uteris invenitur) similem, ex compluribus hominum placentis recentibus, tertio vel quarto graviditatis mense abortu exclusis, sæpius ea copia, ut cochleare parvum replerent, exprimere potui. »

4. Haller; *Elem. physiol.* t. VIII, pag. 244. Blumenbach; *Instit. physiol.* edit. 1798, §. 574.

dans les sinus de la matrice, pour y puiser l'humeur nourricière. Mais bientôt ces sinus se prolongent dans le placenta; alors les flocons, n'ayant plus besoin d'être attachés à l'utérus, reviennent dans le premier : pendant ce temps les artères ombilicales se sont formées, et leurs terminaisons se rencontrent avec les extrémités des veines. Le placenta a pris alors sa parfaite et dernière organisation : il forme un gâteau, dont la surface utérine n'est plus floconneuse comme auparavant, mais qui présente des lobes et des mammelons arrondis, et il se fait en lui deux circulations différentes, comme il a été dit plus haut. Il suit de là que, tant que le placenta est un organe absorbant, il est composé de flocons écartés et désunis, et ne mérite pas le nom de placenta; il s'ensuit encore que, dans une partie de la grossesse, les vaisseaux du fœtus s'insèrent dans la matrice, tandis que, dans une autre partie de la gestation, le contraire a lieu, c'est-à-dire, que les vaisseaux de la matrice se prolongent dans le placenta.

§. 101. Ce que je viens de dire de la structure du placenta dans les différentes époques de la grossesse, peut servir à résoudre les questions suivantes :

1.º *Pourquoi les vaisseaux ombilicaux sont-ils si susceptibles de dégénérer en des vésicules hydatiformes ?* C'est parce que, dans les premiers temps de la grossesse, les veines ombilicales font l'office des vaisseaux absorbans; exerçant les mêmes fonctions, elles sont sujettes aux mêmes maladies que ces vaisseaux. Or, nous savons que les hydatides ne sont, dans la plupart des cas, que des dilatations contre nature des vaisseaux lymphatiques [1]. Je ne sache pas que jamais on ait trouvé des artères, ou des veines sanguines, changées en des vésicules remplies d'une humeur séreuse. Dans le plexus choroïde, qu'on pourroit me citer pour exemple, on peut déjà soupçonner l'exis-

---

1. Schreger; *de funct. plac. uter.* pag. 83. « Ubicunque hydatides in corpore « occurrunt, fere nihil esse nisi extensa vasa lymphatica nuperior anatome « satis docuit. »

tence des vaisseaux lymphatiques. D'ailleurs, cette partie est souvent le siége du *tœnia hydatigena*. Il n'en est pas de même du placenta. Ici les vaisseaux lymphatiques n'ont pas encore été découverts; ici les vésicules ne renferment point de tænia : elles contiennent une humeur transparente et coagulable [1]; elles sont, suivant le témoignage des anatomistes, inhérentes aux vaisseaux sanguins [2]. Haller [3] pensoit déjà qu'elles pourroient bien être des veines dilatées, parce que ce genre de vaisseaux est naturellement sujet aux varices. Cependant l'explication de ce phénomène devient plus satisfaisante, si l'on considère les veines du placenta comme des vaisseaux absorbans.

2.° *Pourquoi les vaisseaux du placenta, même ceux du fœtus, ont-ils été injectés par ceux de la matrice* (pag. 69, §. 62, 3.° — pag. 72), *et pourquoi la même expérience n'a-t-elle jamais réussi à d'autres anatomistes?* Cette différence de résultat dépend probablement de l'époque diverse de la gestation où ces injections ont été faites. Dans les premiers temps de la grossesse, la matière injectée peut entrer, par suite d'une extravasation, dans les veines ombilicales, faisant alors fonctions de vaisseaux absorbans. Nous voyons quelquefois arriver la même chose aux vaisseaux lymphatiques. Qu'on enfonce un tube rempli de mercure dans la substance du testicule, dans celle d'une glande conglobée, dans le tissu cellulaire souscutané; qu'une matière injectée par les artères s'extravase dans ces mêmes parties; tous les vaisseaux lymphatiques qui en proviennent sont quelquefois remplis. Ce fait a été observé par Cruikshanks, Haase et Sœmmering [4]. J'ai vu moi-même la matière résineuse injectée dans les vaisseaux sanguins, et épanchée dans le tissu adipeux qui entoure le rein, passer dans les gros vaisseaux lymphatiques situés sur

---

1. Osiander; *Annal. d. Lehr-Anst. etc.* Bd. I, St. I, Seite 199.
2. Voyez le §. 60 et les citations alléguées de Haller et de Sandifort.
3. *Elém. physiol.* t. VIII, pag. 235.
4. Hallers *Grundriss der Physiologie*, Seite 65.

la colonne vertébrale, et parvenir dans le canal thorachique. La même chose peut arriver aux vaisseaux du placenta, dans les premiers mois de la grossesse ; dans les derniers, au contraire, on ne doit plus s'attendre au même résultat. Alors les veines ombilicales sont immédiatement continues aux artères. La matière épanchée dans le parenchyme du placenta, produit plutôt le décollement de cet organe qu'il ne cause une rupture dans les vaisseaux ombilicaux, à la suite de laquelle ceux-ci pourroient se remplir.

§. 102. Après avoir démontré que les veines ombilicales du fœtus de l'homme font dans les premiers temps de la grossesse la même fonction que les veines des cotylédons des quadrupèdes et que les veines ombilicales du poulet, il nous reste à examiner quel est l'usage du placenta dès qu'il a reçu son organisation définitive.

§. 103. J'ai souvent répété qu'on ne peut considérer le placenta comme définitivement formé, que lorsque les artères ont pris leur accroissement nécessaire, c'est-à-dire, qu'elles ont atteint les extrémités des veines et qu'elles s'abouchent avec ces dernières. J'avoue qu'il est difficile de concevoir comment ces deux ordres de vaisseaux s'accommodent, de manière que les uns rentrent exactement dans les autres; aussi n'entreprendrai-je pas d'expliquer ce phénomène. Je rappellerai que la même chose s'observe dans un grand nombre de cas analogues. Voyez les cicatrices: les vaisseaux ont été divisés par la plaie; il s'en forme de nouveaux, qui s'abouchent et s'unissent avec les anciens; la matière qu'on injecte dans ces vaisseaux passe sans interruption d'un bord de la division à l'autre. Considérez les sarcomes, les polypes, les fongus, les fausses membranes; vous y trouverez des vaisseaux qui sûrement n'étoient pas préexistans, mais qui se sont développés dans ces différentes excroissances. Que, dans ces cas, les veines aient paru avant les artères, ou celles-ci avant les veines, il faut toujours que les unes et les autres se soient rendues en dernier résultat dans des vaisseaux qui existoient auparavant; car dans toutes ces parties, il se fait une libre circulation. Et si, après tout, il est d'une rigoureuse observation que, dans le poussin, les veines, isolées au commencement, sont par la suite accompagnées par les artères, qui les embrassent comme le lierre fait autour de l'arbre; si ces artères sont aperçues en premier lieu sur les troncs des veines, et finissent par gagner les branches et les rameaux, peut-on se refuser encore à croire que ces vaisseaux rentrent dans les extrémités veineuses, dès qu'ils sont parvenus à les atteindre?

Quelle que soit donc la manière dont on se représente le passage des artères ombilicales dans les veines du même nom, il est certain que ce passage existe; l'observation des cas analogues le démontre, sans qu'il soit nécessaire de recourir à la préformation des vaisseaux.

§. 104. Ceci posé, je reviens à ce qui a été dit à l'occasion du placenta. En traitant de la structure et des rapports de cet organe, j'ai fait voir qu'on peut injecter les veines par les artères, et réciproquement les artères par les veines. J'ai insisté sur l'observation qui prouve que ces vaisseaux ne communiquent nullement avec ceux de la mère par une anastomose quelconque, mais que le rapport du placenta avec la matrice consiste en ce que le sang maternel est épanché dans le parenchyme du premier, et retourne à la matrice par les veines, de sorte que les vaisseaux ombilicaux du fœtus sont continuellement baignés dans le sang. Voyons quels peuvent être les effets qui résultent d'une pareille disposition dans l'économie du fœtus.

§. 105. En commençant cet examen par l'exposition de ce que les auteurs ont enseigné relativement aux usages du placenta, nous trouvons qu'ils ont eu des idées particulières de ses fonctions, suivant qu'ils avoient comparé cette partie à tel ou tel organe du corps. C'est ainsi qu'on avoit regardé pendant long-temps le placenta comme un *foie utérin*, non-seulement parce qu'on avoit cru y trouver quelque ressemblance avec ce dernier, mais parce qu'on s'imaginoit qu'il étoit destiné à pomper un suc nourricier de la matrice, et à l'assimiler aux humeurs du fœtus, comme on croyoit que le foie le faisoit à l'égard du chyle absorbé dans les intestins. Telle étoit l'opinion de Harvey [1], et celle de tous les physiologistes qui regardoient le placenta comme un organe hematopoïetique. D'autres lui ont trouvé de l'analogie avec la rate, sous le rapport de la structure, sans cependant lui attribuer les mêmes usages qu'à cette dernière [2]. D'autres, enfin, ont établi qu'il remplaçoit l'action des poumons. Ils se fondent sur ce que, la respiration étant indispensablement nécessaire pour l'entretien de la vie, cette fonction ne peut s'exécuter dans le fœtus que par le moyen d'un autre organe, qui est le placenta [3]. Aujourd'hui il est généralement reçu de regarder cette partie comme la principale source de la nutrition du fœtus. On enseigne en même temps que par ses fonctions il supplée au défaut de la respiration; 1.°, parce qu'en absorbant les sucs de la matrice, il transmet au fœtus des humeurs qui ont subi l'action des poumons de la mère; 2.°, parce que les exhalations séreuses qui s'y font par les artères ombilicales, servent à la dépuration du sang, et remplacent tout à la fois la transpiration cutanée et pulmonaire [4].

§. 106. Tout bien considéré, il paroît certain que le placenta constitue un organe suppléant, dont l'action dure tout le temps que celle de l'organe qu'il doit remplacer est suspendue. Il est très-probable aussi que cet organe n'est autre que le poumon. En faisant l'analyse comparative des fonctions de ce dernier avec celles qu'on attribue au placenta, nous parviendrons peut-être à déterminer l'analogie qu'on peut établir entre ces deux organes.

1.° Par le moyen de la respiration tout le sang de l'animal est successivement mis en rapport avec l'air atmosphérique. De toutes les parties constituantes de ce dernier, l'oxygène est la

---

1. *Opera omn.* 1766; de Placenta, pag. 582.

2. Case; *Compendium anatomicum*, pag. 183.

3. Girtanner; *Anfangsgr. der antiphlogistischen Chemie.* Zweyte Aufl. S. 218.

4. Schreger; l. c. cap. 3.

123

seule qui soit décomposée. Sa base s'unit au carbone et à l'hydrogène du sang, pour former de l'eau et de l'acide carbonique : le
calorique devient libre; il s'attache aux deux produits précédens,
pour les tenir à l'état de gaz, et au sang des veines pulmonaires,
dont il augmente la chaleur. Cependant il est très-probable
qu'une portion d'oxygène passe dans le sang des veines pulmonaires, et ne se décompose que pendant l'acte même de la circulation. Par là on se rend raison du développement uniforme de
la chaleur animale, de l'égale température qu'on remarque dans
toutes les parties du corps, et qui, sans cette supposition, seroit
dans les poumons plus élevée que partout ailleurs. Le sang qui
a été en contact avec l'air, a pris une couleur plus vermeille; il
a acquis en même temps une qualité stimulante, propre à exciter
les organes et à entretenir la vie. Cette qualité, soupçonnée par
Newton, vient d'être confirmée par les expériences de Goodwyn
et de Bichat.

Puisque donc le sang sortant des poumons se distingue par
sa couleur de celui qui y est entré, puisque ce changement
même de couleur est une preuve parlante de l'action chimique
qui s'y est opérée, les auteurs qui ont admis une analogie des
fonctions de cet organe avec celles du placenta, se sont attendus
à trouver dans celui-ci les mêmes résultats. Ils ont annoncé que
le sang de la veine-ombilicale retournant au fœtus, est d'un
rouge plus vermeil que celui des artères [1]. Cependant cette assertion n'est pas fondée sur l'observation. Haller [2] a déjà remarqué
que le sang du fœtus est d'une couleur très-foncée. Hunter [3] a
observé la même chose, et les expériences que M. Autenrieth [4]

---

1. Girtanner; l. c. pag. 221 - 223. Scheel; *De liquoris amnii asperæ arteriæ
fœtuum humanorum natura et usu.* Hafniæ, 1799.

2. *Elem. physiol.* t. VIII, pag. 255.

3. *Versuche über das Blut,* etc. Band I, Seite 152.

4. Autenrieth et Schüz; *Dissertatio sistens experimenta circa calorem fœtus
et sanguinem ipsius instituta.* Tubing. 1799.

a faites à ce sujet, détruisent entièrement cette première opinion. Ces expériences ont fait connoître que la couleur du sang est partout la même ; qu'elle est d'un rouge foncé dans les veines comme dans les artères ; que le sang de la veine ombilicale est presque plus noir que celui des artères du même nom ; que celui de l'artère aorte est aussi foncé en couleur que le sang veineux maternel. On a remarqué ensuite que la chaleur propre du fœtus étoit moindre que celle de la mère ; le thermomètre, appliqué au premier, étoit de 27°, tandis que la température de la mère montoit à 30° ; et ce qu'il y a de plus étonnant dans ces observations, c'est qu'on a trouvé que la chaleur des fœtus morts surpassoit d'un degré celle des fœtus vivans.

Il résulte de ces expériences que le placenta ne sauroit être comparé au poumon, en tant que celui-ci sert à changer le sang noir en sang rouge. Cependant, quoiqu'aucune altération sensible dans la couleur de ce fluide n'annonce qu'il ait subi un changement, je ne voudrois pas en inférer qu'il n'éprouve dans le placenta aucune modification, et qu'il en sort comme il y est entré. Il est incontestable que les organes du fœtus, et surtout le cœur, doivent avoir leur stimulus propre, aussi bien que les viscères d'un animal qui a respiré. Il se peut que, vu la grande irritabilité dont jouit le système dans le fœtus, le stimulus n'ait pas besoin d'être aussi énergique ; un sang noir peut suffire, peut-être, pour exciter des organes délicats, auxquels un sang rouge nuiroit infailliblement. Il me paroît très-probable que c'est dans le placenta que le sang de l'enfant acquiert une nouvelle qualité stimulante, par la chaleur que le sang de la mère lui communique. En effet, si nous voulons nous rappeler qu'il se fait une circulation du sang très-rapide à travers cet organe ; s'il est constaté par l'observation et l'expérience que les vaisseaux ombilicaux ne communiquent nullement avec ceux de la matrice ; s'il est prouvé qu'aucune partie du sang du fœtus ne se perd ou n'est épanchée dans un parenchyme ; il m'est permis de comparer cette même circulation avec celle qui se fait à travers le poumon de l'homme qui respire. Dans celui-ci, le sang passe avec la même rapidité. Il est vrai qu'il perd ici quelque chose par la transpiration, ce qui dans le placenta n'a pas lieu, comme nous le verrons; mais, comme il n'est question ici que du mouvement progressif du sang, je dis que ce mouvement est semblable dans les deux organes. Dans les poumons, le sang est mis en rapport avec l'air inspiré : dans le placenta, il n'y a point d'air, mais c'est le sang maternel qui remplit le parenchyme de cet organe; les vaisseaux ombilicaux sont en contact avec ce fluide, comme les pulmonaires le sont avec l'air. Comme ce dernier fluide est renouvelé dans les poumons, le sang l'est dans le placenta. Il est à présumer que la circulation qui dépend de la mère, est également très-rapide dans cet organe, de façon que le sang qui y est épanché ne reste pas long-temps stationnaire, mais est remplacé bientôt par d'autre sang qui a circulé récemment par les poumons. Les causes qui favorisent son mouvement par le parenchyme du placenta, sont sans doute les mêmes que celles qui portent le sang à travers les corps caverneux de la verge. Il y a en outre dans le placenta une cause accessoire qui aide cette circulation, et qui manque dans les autres organes dans lesquels nous voyons le sang s'épancher; cette cause est l'action des vaisseaux ombilicaux. Osiander [1] a observé qu'un placenta extrait de la matrice, et qui étoit encore en communication avec le fœtus, étoit, pour ainsi dire, dans un mouvement vital par la dilatation et la contraction alternatives des vaisseaux qui le composent. Si donc le sang de la mère est tellement en rapport avec celui du fœtus, qu'il n'y ait que des parois subtiles et minces qui les séparent l'un de l'autre, n'est-il pas possible que le premier puisse communiquer au second des principes quelconques? Faut-il admettre pour cela des orifices béans aux veines ombilicales du fœtus, et faut-il croire, contre l'exacte observation, que les deux espèces

---

1. *Annalen der Entbindungs-Lehr-Anstalt, etc.* Band I, Stück 1, Seite 28.

de sang se mêlent? N'est-ce pas à travers les parois des vaisseaux pulmonaires que l'air agit sur le sang qui y est contenu? C'est donc pareillement à travers les parois des vaisseaux ombilicaux que le sang de la mère peut exercer une influence sur celui du fœtus, et qu'il peut lui communiquer un principe subtil et vivifiant. J'ignore quelle est la nature de ce principe; mais ne consisteroit-il que dans le seul calorique, comme il est d'ailleurs très-probable, ce seroit déjà un stimulus très-actif que le sang du fœtus auroit reçu. En effet, qui est-ce qui ignore l'action puissante que ce corps universellement répandu dans la nature exerce sur les germes de tous les corps organisés? N'est-ce pas lui seul qui appelle le mouvement et la vie dans l'embryon des ovipares? Considérez l'œuf des oiseaux, celui des amphibies, des poissons exposés à l'influence du calorique : ils éclosent, les fœtus se développent. Voyez le têtard enfermé dans l'amnios: insensible à tous les stimulus, il n'y a que l'action des rayons solaires qui lui fasse donner des signes de vie. Les contractions du cœur ont-elles cessé dans nos expériences sur les animaux vivans? une goutte d'eau tiède les ranime. Tout mouvement vital a-t-il été suspendu dans le poussin pendant des heures entières? une douce chaleur le ressuscite. Les fœtus des vivipares ont également besoin d'un degré de chaleur nécessaire à entretenir la vie du cœur, car il ne suffit pas que ces animaux soient enfermés dans un milieu dont la température égale ou surpasse la leur, il faut encore que ce stimulus, ajouté au sang, parvienne ainsi au cœur et excite ses contractions. C'est ce que nous trouvons confirmé par nos expériences. Que vous expérimentiez sur un animal tenu dans une chambre chauffée, son cœur cessera de battre après un certain temps; stimulez-le à sa surface externe par de l'eau tiède, ses mouvemens seront foibles et quelquefois peu apparens; introduisez la même eau dans ses cavités, excitez par ce moyen ses surfaces internes, et ses contractions recouvreront leur première énergie. Si donc le calorique suffit pour exciter l'action du cœur, il faut que les animaux qui ne respirent pas reçoivent ce stimulus par simple communication, attendu qu'ils ne sont pas dans le cas de le développer eux-mêmes par le moyen de leurs poumons. Le fœtus de l'espèce humaine le reçoit du sang de la mère. Celui-ci est très-propre à le lui communiquer. On sait que dans la grossesse les vaisseaux de la matrice, tant artériels que veineux, sont considérablement dilatés; que les artères ont des anastomoses très-évidentes et très-nombreuses avec les veines. Injectez une matrice en état de grossesse; vous serez étonné de l'extrême facilité avec laquelle la matière revient par les veines, ou sort par les sinus qui s'ouvrent à la surface interne de ce viscère. Que résulte-t-il de cette disposition ? Que le sang artériel de la mère, qui vient de sortir des poumons, n'est pas obligé d'enfiler un système capillaire de vaisseaux avant que de parvenir dans les veines, mais que les extrémités des artères, beaucoup plus dilatées que dans l'état de vacuité, le laissent échapper librement dans les sinus de la matrice et le parenchyme du placenta. Il s'ensuit que ce sang épanché, quoique sorti des canaux artériels, porte encore tous les caractères du sang rouge; que l'oxygène qu'il vient de puiser dans les poumons, est encore dans un état de dissolution, et nullement de combinaison; que, par conséquent, il se fait un dégagement de calorique. On conçoit aisément que les parois minces des vaisseaux ombilicaux ne sont pas dans le cas d'empêcher celui-ci de se communiquer au sang du fœtus. Celui de la veine ombilicale peut donc réellement avoir subi des modifications dans le placenta; il peut avoir acquis une nouvelle qualité stimulante, sans qu'elle s'annonce à nos yeux par une altération dans la couleur. D'après toutes ces considérations il est permis, je pense, d'établir un parallèle entre l'usage des poumons et celui du placenta sous le rapport de la calorification. Si les effets de cette dernière ne sont pas aussi sensibles dans le fœtus qu'ils devroient l'être, il y a d'autres causes qui l'empêchent. Qu'on se rappellé que le sang de la veine ombilicale passe en totalité par le foie, à l'exception d'une petite quantité qui se rend immédiatement au cœur; que dans le foie il est obligé de circuler par un système capillaire de vaisseaux, où, employé à une sécrétion, son calorique libre devient de suite latent; et on pourra se rendre raison pourquoi, dans les expériences de M. Autenrieth, la température ne s'élevoit pas à celle de la mère. Il paroît certain que, dans l'économie du fœtus, le foie et le cœur sont de tous les organes ceux qui jouent le rôle principal. En conséquence, ils ont exigé un stimulus énergique; il a fallu qu'un sang qui a reçu un surcroît de chaleur dans le placenta, y aborde en premier lieu et avant que de se rendre à d'autres parties. Aucun physiologiste, que je sache, n'a expliqué pourquoi une certaine quantité de sang apporté par la veine ombilicale, se rend directement au cœur : c'est afin qu'il ne perde pas sa chaleur et avec elle sa qualité stimulante par une circulation préalable à travers des vaisseaux capillaires. Cette même disposition assimile le fœtus aux animaux à sang rouge et froid. Dans ceux-ci il n'y a qu'une petite portion de la masse sanguine qui circule par les poumons, et qui dans le cœur est mêlée au reste du sang. Ce qu'est le sang pulmonaire dans ces animaux, celui de la veine ombilicale, qui enfile le canal veineux, l'est dans le fœtus. La température de ce dernier ne peut donc pas être au niveau de celle de la mère; elle le seroit si tout le sang du placenta se rendoit uniquement au cœur, et s'il n'y étoit *mêlé* [1] avec du sang ancien qui a déjà servi à la circulation.

Mais si le stimulus nécessaire pour entretenir l'action du cœur, réside dans le calorique que le sang artériel de la mère, épanché

---

1. Je soutiens, contre l'opinion de plusieurs physiologistes françois (*Sabatier*, *Baudelocque*, *Bichat*, *Richerand*), qu'il y a un mélange du sang de la veine cave supérieure avec celui qu'apporte la veine cave inférieure dans l'oreillette antérieure du cœur. Je suis forcé de renvoyer à une autre occasion les preuves de cette assertion.

dans le placenta, communique à celui du fœtus, par quoi le cœur de l'embryon est-il stimulé dans les premiers temps de la grossesse, où cet épanchement sanguin n'a pas encore lieu, et où le placenta constitue un organe absorbant qui transmet au fœtus des sucs blancs et lymphatiques? Les cotylédons de plusieurs espèces d'animaux sont, pendant toute la durée de la gestation, remplis d'une humeur laiteuse; jamais le sang artériel de la femelle ne s'épanche dans la partie fœtale du cotylédon: où est ici le stimulus qui, transmis au sang du fœtus, excite les contractions de son cœur? Je regrette de ne pouvoir pas développer ici tous les argumens propres à résoudre cette question. L'importance et l'étendue du sujet, les bornes dans lesquelles je me suis imposé de circonscrire ce travail, ne me permettent pas de démontrer que *le lait, la lymphe, le chyle, en un mot, le fluide qui, dans l'état naturel, est conduit par le canal thorachique, est un stimulus habituel pour le cœur.* Je prouverai dans un autre ouvrage que, pour exciter l'action du sinus et du ventricule droits, il faut qu'au sang veineux il soit ajouté une certaine portion de lymphe. Je rechercherai alors pourquoi, depuis le commencement de son existence jusqu'à l'instant de la mort, le cœur de l'animal reçoit des sucs blancs et lymphatiques; pourquoi ces sucs sont très-abondans dans les premiers temps de la vie, et pourquoi ils diminuent avec l'âge; pourquoi le lait est la nourriture la plus convenable aux jeunes animaux; pourquoi, même dans les oiseaux, il est sécrété du lait dans leur jabot pendant les premiers jours de leur sortie de l'œuf; pourquoi dans les fœtus de l'espèce humaine on rencontre souvent du lait dans les mamelles; enfin, pourquoi la sécrétion de ce fluide recommence quelquefois dans des femmes parvenues à un âge avancé. Qu'il me soit permis, en attendant, d'admettre comme prouvé, que le fluide blanc que conduisent les vaisseaux ombilicaux dans les jeunes animaux, est un stimulus efficace pour leur cœur; que, dans les oiseaux et dans beaucoup de quadrupèdes , ce stimulus est le même pendant tout le temps que ces fœtus sont enfermés dans l'œuf; que dans les fœtus de l'homme, au contraire, ainsi que dans ceux des animaux qui lui ressemblent par la conformation du placenta , ce stimulus n'a lieu que pendant un certain temps de la grossesse; qu'il cesse en vertu d'un changement dans l'organisation du placenta , et qu'alors il est remplacé par un autre stimulus que le sang de la mère communique à celui du fœtus , de la manière que je l'ai expliqué tout à l'heure.

Quoique, d'après ce qui vient d'être dit, la mère, dans les derniers temps de la grossesse, ne transmette plus à l'enfant un suc blanc ou laiteux, il ne s'ensuit pas qu'il n'en soit plus versé dans le sinus antérieur du cœur, et mêlé au sang veineux. Nous trouvons, au contraire, que dans le même temps que le fœtus ne reçoit plus par le moyen de son placenta une humeur lymphatique, il naît en lui un autre organe, chargé de sécréter un suc laiteux et de le verser dans le confluent des deux veines sousclavières. Cet organe c'est *le thymus*. Invisible avant le troisième mois de la grossesse, grand de deux millimètres (une ligne) dans le troisième et le quatrième, il prend un accroissement rapide dans les mois suivans, en sorte qu'au septième il a la longueur de quatre centimètres (dix-huit lignes environ), et dans le neuvième, celle de six centimètres (à peu près deux pouces et demi). D'où vient l'accroissement subit de cet organe dans la dernière moitié de la gestation? De ce que sa présence, inutile dans les premiers temps de la grossesse, est très-nécessaire dans les derniers, à cause du changement qui s'est fait dans le placenta. Pourquoi se flétrit-il après la naissance? Parce que le canal thorachique verse du lait, du chyle, de la lymphe, dans les veines sousclavières, précisément aux mêmes endroits où s'étoit précédemment déchargé le thymus du fluide qu'il avoit sécrété [1].

---

[1]. On sent que cette opinion exige des développemens que dans ce moment 1 m'est impossible de donner.

2.º **Un second usage** principal des poumons est de servir d'émonctoire, par lequel il se fait une dépuration salutaire du sang. C'est particulièrement par le moyen de la transpiration pulmonaire et cutanée, que le carbone et l'hydrogène surabon-dans sont rendus à l'atmosphère. Il s'agit de savoir si un pareil usage peut être attribué au placenta. J'ai dit plus haut que M. Schreger [1] avoit soutenu cette opinion. Il observe avec justesse que la dépuration du sang est aussi nécessaire au fœtus qu'à l'ani-mal qui respire : or, elle ne peut avoir lieu chez le premier par les poumons et la peau; il faut par conséquent qu'elle se fasse dans d'autres organes, qui, d'après lui, sont le placenta et le foie. Cependant, si l'on veut réfléchir sur la structure et la dis-position des parties, il ne paroît pas que le placenta soit destiné à ce dernier usage. Déjà les transpirations séreuses, que M. Schreger suppose se faire par cet organe, ne sont pas prouvées. Cet auteur a voulu les démontrer par ce qu'on remarque dans les injections. Je sais que, dans ces expériences, il arrive assez ordinairement que la partie la plus ténue de la matière injectée s'échappe, et transsude par les vaisseaux. Mais il faut se rappeler que, dans ces cas, on agit sur un placenta qu'on a fait macérer plus ou moins long-temps, et qu'on emploie un degré de chaleur infiniment supérieur à celui de la chaleur naturelle du corps. Par là des pores inorganiques sont formés dans les vaisseaux ombili-caux, et ceux-ci laissent sortir une partie de la matière dont on les avoit remplis. D'un autre côté, il me semble qu'un fluide aussi dense qu'est le sang épanché dans le parenchyme du pla-centa, doit comprimer les vaisseaux de cet organe, et empêcher les transpirations séreuses qu'on suppose avoir lieu par les extré-mités des artères ombilicales. Quoique je ne puisse me rendre entièrement à l'opinion de M. Schreger, je n'en pense pas moins que le sang du fœtus est sujet à une dépuration; mais je crois

---

1. L. c. pag. 48 et suiv.

que celle-ci se fait dans le foie, dans les intestins, et peut-être aussi dans l'organe cutané, non par des transpirations insensibles, mais par des sécrétions de matières excrémentitielles. Pour donner à cette opinion les développemens nécessaires, je suis obligé d'entrer dans quelques détails sur l'état de ces organes pendant les différens temps de la gestation.

Il est suffisamment connu que le foie est de tous les viscères du fœtus celui qui est le plus volumineux et le plus apparent dans le principe de la grossesse. J'ai observé qu'à l'âge de trois mois et demi il est d'une texture molle et pulpeuse, qu'il ressemble par sa couleur à la substance corticale du cerveau d'un homme adulte, et que, lorsqu'on le coupe ou qu'on le déchire, il n'offre pas la structure granuleuse que nous remarquons au foie d'un enfant à terme : la vésicule du fiel n'est alors qu'un fil blanc, dont l'extrémité inférieure est plus grosse, et qui, seulement au microscope, fait voir une cavité ; les intestins sont également très-petits, et ne présentent pas de caractères distinctifs entre eux. A l'âge de quatre mois, les choses se trouvent encore à peu près dans le même état ; les intestins sont remplis d'une matière blanche et muqueuse : on rencontre un peu de mucus dans la vésicule du fiel ; la structure du foie est encore la même, excepté que ce viscère est plus volumineux. Au cinquième, et plus particulièrement au sixième mois, le foie prend une couleur rouge foncée, sa texture est plus ferme ; il commence à avoir l'aspect ponctué et la structure granuleuse qui le caractérisent dans l'homme adulte ; la vésicule du fiel ne contient point de bile, mais une petite quantité d'un mucus épais ; les intestins sont chargés d'une humeur muqueuse d'un jaune rougeâtre. Au septième mois de la grossesse, la vésicule du fiel est remplie d'une bile jaune ; le canal intestinal contient du méconium, qui est plus épais et d'un vert noirâtre dans les gros intestins, et d'un vert clair dans les intestins grêles. Depuis le huitième mois de la grossesse, les intestins sont constamment rem-

plis de méconium ; la vésicule du fiel contient ordinairement de
la bile. Quant à la peau du fœtus, j'ai dit plusieurs fois que,
dans les trois derniers mois de la grossesse, sa surface se couvre
du vernis caséeux.

Si, maintenant, il est vrai que l'action d'un organe a commencé dès qu'il a acquis son développement parfait et dès qu'on
aperçoit le produit d'une sécrétion à laquelle il est propre, il
faudra raisonnablement conclure que l'action du foie et la sécrétion du mucus intestinal n'ont pas lieu dans les premiers mois
de la grossesse. Il est essentiel de remarquer que cet état d'imperfection du foie et des intestins tombe précisément dans la
même époque, et dure aussi long-temps que le placenta n'a pas
reçu sa dernière organisation. C'est ce qui me fait présumer que,
tant que le placenta constitue un organe absorbant qui transmet
au fœtus des sucs sécrétés par la matrice, ces sucs n'ont pas
besoin de subir une nouvelle élaboration dans le fœtus. Alors
le foie ne fait pas encore de fonctions. A la vérité, il est à
cette époque beaucoup plus gros que tous les autres viscéres ;
mais cela provient plutôt de ce qu'il reçoit et donne passage à
toutes les humeurs qui se rendent à l'embryon, que d'une action
qu'il exerce sur le fluide qui circule dans son intérieur, et auquel il fait éprouver des changemens. Dès qu'au contraire le
placenta fait partie des organes de la circulation du fœtus ; dès
que celui-ci ne tire plus de la mère des sucs élaborés, il est
nécessaire que ses humeurs subissent une dépuration. Alors nous
voyons le foie, les intestins et l'organe cutané, entrer en action ;
alors nous trouvons dans le premier, de la bile, dans les seconds,
du méconium, à la surface du troisième, de la matière caséeuse ;
alors le sang du fœtus se décharge, par ces trois émonctoires, de
son carbone et de son hydrogène surabondans. Je dis que le foie
sépare alors de la bile ; c'est ce qui est prouvé par l'observation.
En effet, on rencontre ce fluide dans les conduits cystiques,
dans la vésicule du fiel, dans le duodenum ; on a constaté sa

présence dans le méconium [1]. Si, dans quelques cas, la vésicule du fiel n'a pas été trouvée remplie de ce fluide, quoique le méconium en ait été teint, cela ne prouve pas, comme le prétend le citoyen Léveillé [2], que la bile n'a aucune part à la production du méconium, et que sa sécrétion est nulle dans le fœtus : cela prouve seulement que la vésicule n'a pas encore acquis le degré d'organisation nécessaire à séparer la bile ; car je suis intimement convaincu, et je le démontrerai dans une autre occasion, que la bile cystique est le produit d'une sécrétion qui se fait dans l'intérieur de la vésicule. D'après ceci, les pores biliaires, le conduit hépatique, le méconium, peuvent être chargés de bile, et pourtant la vésicule du fiel être parfaitement vide. Je ne dis pas que le méconium soit entièrement le résultat d'une sécrétion qui a lieu dans le foie, car ce seroit ignorer qu'il y a du mucus dans les intestins, avant qu'on puisse supposer que le foie ait commencé d'agir, mucus qui n'est pas encore teint de couleur jaune ou verte ; je prétends seulement qu'à une certaine époque de la grossesse le foie travaille à la dépuration du sang, en séparant de cette humeur une partie qui contient en abondance l'hydrogène et le carbone. La même chose s'applique aux matières muqueuses amassées dans les intestins, ainsi qu'à la substance caséiforme qui couvre la peau du fœtus. Cette dernière consiste dans un mélange de mucilage animal et de graisse, et renferme par conséquent les mêmes principes qui, dans l'homme vivant hors de la matrice, sont séparés du sang par la voie de la transpiration cutanée et pulmonaire.

§. 107. Il résulte de tout ce que je viens de dire jusqu'à présent, que les fonctions du placenta ne sont plus, dans les derniers mois de la grossesse, ce qu'elles étoient dans le commencement de la gestation. Je crois avoir démontré que dans les premiers

---

1. Fourcroy ; *Syst. des connoiss. chim.* t. X, pag. 89-92.

2. *Dissertat. sur la nutrition des fœtus, consid. dans les mammifères et dans les oiseaux ;* XII, XIII.

temps le fœtus se nourrit des eaux de l'amnios et des sucs qui sont absorbés par les radicules de la veine ombilicale, mais que, lorsque l'organisation du placenta est changée, celui-ci n'est plus en état de lui transmettre de la matière nutritive. Examinons actuellement si, outre ces deux sources de nutrition, il n'y en auroit pas encore une autre. Ici se présentent quelques remarques à faire sur la vésicule ombilicale, ainsi que sur un usage accessoire du cordon des vaisseaux ombilicaux.

1.° J'ai fait voir au §. 41 de la première partie, qu'à raison de sa structure la vésicule ombilicale ne pouvoit pas être assimilée à la membrane du jaune dans l'œuf incubé. J'ai avancé (§. 48) que cette partie est peut-être la même que l'alantoïde dans les quadrupèdes et dans les oiseaux, et que dans ces animaux elle n'est pas destinée à être un réservoir de l'urine. Si maintenant on veut se rappeler que la vésicule ombilicale existe avant qu'on reconnoisse distinctement le fœtus : si on veut faire attention qu'au moment où on l'aperçoit elle est remplie de fluide; qu'elle est d'autant plus grande, proportionnellement au fœtus, que la grossesse est moins avancée; que dans le principe elle est attachée au corps de l'embryon même dont elle s'éloigne par la suite; qu'elle communique avec son intérieur, comme la dissection des animaux nous l'apprend : il est permis de soutenir que cette partie est donnée au fœtus pour lui fournir la matière nutritive pendant tout le temps qu'elle est attachée à son corps. En effet, puisqu'on rencontre le liquide dans la vésicule avant qu'on puisse distinguer l'embryon, on ne peut pas admettre qu'il provienne de ce dernier; il faut donc croire qu'il est fourni par la mère; et puisque, d'un autre côté, la vésicule s'introduit dans le corps du fœtus, il faut reconnoître, ce me semble, que le fluide peut y passer également. J'attribue par conséquent à la vésicule ombilicale la même utilité que lui ont assignée MM. Sœmmering et Blumenbach, avec cette différence que je fais communiquer cette partie avec la vessie urinaire par le moyen de l'ouraque, tandis que ces célèbres physiologistes prétendent qu'elle s'ouvre dans le canal intestinal. Reçue dans le bas-ventre, la liqueur de la vésicule ombilicale peut être absorbée par les vaisseaux lymphatiques de l'intérieur. Par cette disposition, il y a une plus grande surface mise en rapport avec la matière nutritive, et l'accroissement du fœtus en est plus rapide. Mais, à mesure que ce dernier devient plus grand, il présente nécessairement une surface cutanée, plus étendue, à l'eau de l'amnios; en même temps les vaisseaux ombilicaux se sont développés et ont pris racine dans la matrice. Alors la vésicule ombilicale devient inutile, elle s'éloigne du fœtus, l'ouraque s'oblitère, la partie qui a pu être comprise dans le cordon ombilical disparoît, de la même manière que les artères ombilicales, lorsque, changées en ligamens, elles disparoissent dans un âge avancé [1]. De là on peut entrevoir pourquoi l'ouraque est une partie constante dans l'espèce humaine, aussi bien que dans les animaux, et pourquoi on ne le rencontre plus sous la forme d'un canal à une certaine époque de la grossesse. Je ne pense pas qu'on voudra rejeter ces explications sur l'usage de la vésicule ombilicale, par la raison que cette partie s'ouvre dans la vessie urinaire. S'il est vrai qu'il n'est pas sécrété d'urine dans l'embryon et le fœtus, comme il est d'ailleurs très-probable, je ne vois pas ce qui nous empêcheroit d'admettre que la nutrition ne se fait pas en partie par les veines lymphatiques de cet organe. D'un autre côté, l'insertion de l'ouraque n'a pas pu se faire dans un endroit plus favorable et où elle ait pu causer moins d'inconvéniens. Car, supposons que ce canal se fût ouvert dans un intestin, qu'en seroit-il résulté? Il y auroit eu une adhérence perpétuelle de cet intestin à la paroi abdominale; ce qui auroit donné lieu à plusieurs accidens très-graves.

Mais l'usage de la vésicule ombilicale et de l'alantoïde, tel que

---

[1]. Très-souvent dans les cadavres de personnes avancées en âge, je n'ai pas pu suivre les artères ombilicales jusqu'au nombril. Il en étoit de même de l'ouraque.

je viens de le proposer, n'est-il pas démenti par l'observation?
Ne trouve-t-on pas que les vaisseaux de cette partie proviennent
du fœtus? D'après ceci, n'est-on pas fondé à croire que le fluide
que la vésicule renferme, est séparé des propres humeurs de
l'enfant? et comment serviroit-il alors à sa nutrition et à son
accroissement?

J'ai déjà dit que, dans les premiers temps de sa vie, l'embryon
peut être nourri par l'humeur contenue dans la vésicule ombilicale, parce qu'existant à une époque où le fœtus n'est pas encore
visible, la source de cette humeur est hors de lui. Mais, dès que
la vésicule reçoit des vaisseaux sanguins provenant de ceux de l'enfant, son organisation et son usage sont peut-être modifiés; elle sert
alors probablement à une élaboration plus parfaite de la lymphe.
C'est ce qui a particulièrement lieu dans les animaux dont l'alantoïde reste jusqu'au dernier moment de la grossesse. Je ne puis
mieux faire comprendre l'idée que je me fais de la fonction de la
vésicule ombilicale, qu'en la comparant aux cotylédons des
plantes. Ceux-ci constituent la majeure partie de la substance sémi-
nale; c'est vers leur bord que le germe se trouve placé. Dans les
animaux, la vésicule ombilicale forme la plus grande partie du
germe; elle n'appartient nullement aux membranes de l'œuf, mais
elle fait un organe essentiel de l'embryon, lequel est attaché à
un point de sa circonférence. Les cotylédons des plantes servent
à nourrir le germe, aussi long-temps que la radicule n'a pas
encore reçu son développement parfait et s'est fixée dans la
terre. La vésicule ombilicale reste aussi long-temps attachée au
corps de l'embryon que les vaisseaux ombilicaux ne se sont
pas encore implantés dans la matrice, comme on peut le voir
parfaitement dans l'œuf des quadrupèdes. L'accroissement des
cotylédons est en rapport inverse avec celui de la plantule. La
même chose a lieu dans les animaux; la vésicule ombilicale de
l'homme, l'alantoïde des quadrupèdes, très-volumineuses au
commencement, diminuent de grandeur à mesure que l'embryon

augmente. Immédiatement attachées à son corps, l'alantoïde et la vésicule ombilicale s'en éloignent dans la suite de la grossesse, et ne tiennent plus au fœtus que par le moyen d'un pédicule. Les cotylédons, dès qu'ils sont superflus à la nutrition de la plante, se flétrissent communément et tombent. Aussitôt que les sources de la nutrition sont ouvertes à l'embryon par le moyen de son placenta, l'ouraque se ferme, la vésicule ombilicale se flétrit, ses vaisseaux s'oblitèrent, elle disparoît. Cependant il y a des plantes dans lesquelles les cotylédons ne tombent pas, mais où ils restent, et où, se changeant en feuilles radicales, ils servent d'une autre manière à la nutrition du végétal. Il y a également des animaux dans lesquels l'alantoïde ne disparoît pas, mais où ses fonctions, diversement modifiées, subsistent jusqu'à la fin de la gestation.

2.° Le cordon ombilical est d'autant plus court et d'autant plus gros, que le fœtus est plus petit : il s'accroît considérablement dans la suite de la grossesse ; il surpasse enfin en longueur celui de tous les autres animaux. Dans l'espèce humaine il est lisse à son extérieur ; dans quelques quadrupèdes on trouve qu'il est hérissé de vésicules remplies d'une humeur transparente, qui devient opaque par l'effet de l'alcohol (§. 74). Dans celui de l'homme, comme dans celui des animaux, on rencontre une infinité de petites cellules qui communiquent ensemble, et qui contiennent une liqueur albumineuse. J'ai dit (§. 73) qu'on avoit cru trouver des vaisseaux lymphatiques dans l'épaisseur du cordon, mais que leur existence n'a pas été confirmée. Cependant, en vertu de la structure même de cette partie, il est possible que la lymphe puisse parvenir dans le fœtus sans le secours de vaisseaux destinés à le transmettre. Les expériences de Noortwyck et de Rœderer prouvent que l'eau monte de cellule en cellule : pourquoi l'humeur albumineuse qui y est contenue, ne monteroit-elle pas également ? Cette humeur doit, suivant l'observation de Haller, être en contact avec la surface celluleuse du péritoine : pourquoi n'y seroit-elle pas absorbée par les vaisseaux lymphatiques de cette membrane ? Ce qui m'engage à croire à cette absorption, c'est la remarque, que j'ai faite plusieurs fois sur les cadavres de fœtus, que les veines lymphatiques rampant à la surface postérieure du sternum, sont plus considérables, et les glandes conglobées qui s'y trouvent, plus volumineuses, que partout ailleurs. J'ai disséqué, peu de minutes après sa naissance, un fœtus mort pendant l'accouchement : j'ai trouvé les vaisseaux lymphatiques du médiastin antérieur très-apparens et gorgés d'un fluide jaunâtre, tandis que les autres vaisseaux du même ordre, par exemple, ceux des intestins, ne pouvoient nullement être aperçus. Dans un autre fœtus, mort au sixième mois de la grossesse, j'ai été étonné de voir, à l'ouverture de la cavité thorachique, les glandes conglobées situées à la face postérieure du sternum, très-grosses en proportion des autres glandes de la même espèce. Il y avoit dans chaque espace intercostal une glande de la grandeur de trois millimètres (une ligne et demie environ); outre celle-ci, il y en avoit quatre de chaque côté du mediastin, dont la plus grande avoit sept millimètres (à peu près trois lignes et demie) dans toutes ses dimensions. Les glandes du mésentère avoient à peine la grosseur d'une tête d'épingle. Mais, sans beaucoup insister sur ces observations, il me paroît évident que l'humeur du cordon ombilical est absorbée, attendu que d'un côté cette humeur est portée jusqu'au tissu cellulaire du péritoine, et que, d'un autre côté, les vaisseaux lymphatiques qui montent à la surface postérieure du sternum, se distribuent à toutes les parties qui composent la paroi abdominale antérieure. Il est probable que, lorsque cette humeur s'accumule dans le cordon, cela vient en partie de ce que les vaisseaux lymphatiques sont dans l'inertie et ne font pas bien leur fonction. Peut-être pourroit-on expliquer de cette manière, pourquoi dans des enfans foibles et dans ceux qui sont morts dans le sein de la mère, le cordon ombilical est très-souvent épais et gorgé de fluide. Dans les quadrupèdes, l'humeur du cordon ombilical a sans doute le même usage ; mais ce cordon chez eux est très-court, par conséquent, le fluide qu'il renferme n'est pas aussi abondant que dans l'homme. Ne seroit-il pas possible que la nature eût voulu remédier à ce défaut de longueur, par le grand nombre de vésicules dont cette partie est parsemée, et qui sont remplies de la même humeur?

§. 108. D'après tout ce que j'ai exposé jusqu'à présent dans la seconde partie de ce travail, je crois être arrivé au résultat suivant, savoir, *que les fœtus de l'homme, des quadrupèdes et des oiseaux, ont le même mode de nutrition ; que ces fœtus peuvent se nourrir, 1.º de l'humeur contenue dans la vésicule ombilicale, 2.º de l'eau de l'amnios, 3.º des sucs que les radicules de la veine ombilicale absorbent.* Outre ces trois sources de nutrition, j'en ai indiqué une quatrième (l'humeur du cordon), qui n'existe que dans les mammifères. Cependant, si on veut se rappeler les détails que j'ai donnés sur ces différentes manières dont le fœtus de l'espèce humaine se nourrit, on verra facilement que chacune se borne à une certaine époque de la grossesse, laquelle passée, elle cesse d'avoir lieu. C'est ainsi que l'usage de la vésicule ombilicale ne peut être admis que pour les deux premiers mois de la grossesse ; que la faculté absorbante des veines ombilicales persiste à peu près jusqu'au cinquième mois ; que, vers le septième, le corps du fœtus commence à être couvert du vernis caséeux, en sorte que, dans le huitième et le neuvième, l'absorption de l'eau de l'amnios est rendue difficile ou presque nulle. D'après ceci, on me dira peut-être qu'en admettant, dans le commencement de la gestation, trois sources de nutrition, et presqu'aucune de ces sources dans les derniers temps de la grossesse, j'accorde beaucoup trop à l'embryon et rien au fœtus parvenu à sa maturité. Cette objection est fondée : mais, avant que d'aller plus loin, examinons si cette disposition n'est pas conforme aux vues de la nature, et si ce n'est pas à dessein qu'elle l'a établie.

§. 109. Il est reconnu, et généralement admis des physiologistes, que l'accroissement de l'embryon est d'autant plus rapide et d'autant plus considérable, qu'il est moins âgé. Les observations et les calculs rigoureux de Haller [1] ont appris que l'augmentation du volume du poulet, dans les premiers jours de l'incubation, est à celle du vingt-unième comme cent quarante-cinq sont à un. L'accroissement du fœtus de l'homme est rapide dans les six premiers mois de la grossesse; il diminue et est plus lent depuis le sixième jusqu'à la naissance [2]. Ne suit-il pas déjà de là que, si les jeunes animaux s'accroissent lentement, ils ont besoin de moins de matière nutritive? Mais consultons encore l'observation et l'expérience : elles nous diront que non-seulement l'accroissement est très-lent dans les derniers temps de la grossesse, mais que celui-ci n'a lieu que parce que les sources de la nutrition se tarissent successivement. Nous trouvons dans les oiseaux que, vers la fin de l'incubation, la quantité de la substance albumineuse devient de plus en plus petite; que le jaune rentre tout-à-fait dans le bas-ventre du poulet; que l'eau de l'amnios est consumée; que la membrane ombilicale s'efface; que les vaisseaux qui se distribuent hors du fœtus se réduisent à un plus petit nombre, qu'ils s'oblitèrent, et qu'ils finissent par disparoître. Aristote [3] avoit déjà fait la remarque importante que, dans les quadrupèdes, les cotylédons diminuent et disparoissent à mesure que le fœtus grandit. La même chose s'observe dans l'espèce humaine. Je ne sais si je peux m'étayer de l'autorité des accoucheurs; mais je crois avoir remarqué que le volume du placenta n'est nullement en rapport avec celui du fœtus. Je crois m'être positivement assuré que, dans des accouchemens prématurés, le placenta est non-seulement plus grand, plus spongieux,

---

1. *Elem. physiol.* t. VIII, pag. 294.

2. Soemmering, *Icones embryonum*, pag. 3.

3. *Historia animalium*, Lib. VII, cap. VIII : Τοῖς δ' ἔχουσι κοτυληδόνας ἐν τῇ μήτρα των ζώων, ἀ ἐι ἐλάττοις γένονται ἀι κοτυληδόνες, ἀυξανομενου τȣ ἐμβρύου, καὶ τέλος ἀφανιζονται.

plus mou, mais plus rempli de sang, et que dans ceux qui sont parfaitement à terme, ou même tardifs, il est plus petit, plus dur, sa face utérine moins mamelonnée, plus unie, souvent couverte d'une couche calcaire [1]. Ceci me fait conjecturer que les rapports du placenta avec la matrice sont d'autant plus libres, que la grossesse est moins près de son terme; qu'alors les sinus et les interstices entre les vaisseaux du placenta sont plus larges et plus considérables, l'abord du sang de la mère et sa circulation plus faciles.

§. 110. Il est donc permis de soutenir que, dans l'homme comme dans les animaux, l'accroissement des fœtus est plus considérable dans le commencement de la grossesse, parce qu'alors les sources de la nutrition sont plus étendues; que cet accroissement diminue et devient plus lent vers la fin de la gestation, parce que ces sources commencent successivement à s'épuiser. Et, en effet, si nous voulons y réfléchir, nous trouverons que la nature a besoin de bien plus de moyens dans les premiers temps de la vie des animaux, pour créer et former les organes, que dans des époques postérieures, où il ne s'agit que de les développer et de leur donner plus de perfection. Voilà pourquoi l'embryon dans le principe de son existence tire sa matière nutritive de trois sources différentes; voilà pourquoi, vers le cinquième mois, le fœtus ne reçoit plus de nourriture par le moyen de son placenta, et que, dans les deux derniers mois de la gestation, l'absorption cutanée de l'eau de l'amnios devient difficile. A ces époques nous voyons que tous ses organes sont formés; il faut peu de matière nutritive pour les rendre plus parfaits; et il en faut d'autant moins que le fœtus ne fait point de perte considérable, qu'il ne perd rien par la transpiration, soit cutanée, soit pulmonaire, ni par les selles, ni par les urines. Recevant donc toujours une certaine quantité de matière nutritive par le

---

1. J'ai reconnu que cette substance, qui peut-être est une matière osseuse, se trouve dans les vaisseaux du placenta, lesquels en sont rendus nécessairement imperméables.

moyen des vaisseaux lymphatiques de la peau, par la bouche, par le nez et par l'humeur que le cordon ombilical peut fournir, son accroissement dans les derniers mois de la grossesse, d'ailleurs très-lent, peut facilement s'exécuter. Si, enfin, la quantité de la matière nutritive n'est pas suffisante pour l'entretien de sa vie, le fœtus fait des efforts pour sortir de sa prison ; il agit alors comme une plante qui se détourne d'un terrain inculte et qui cherche un endroit dont elle puisse tirer sa subsistance. C'est ce que nous voyons manifestement dans les oiseaux. Le poussin brise sa coque calcaire au vingt-unième jour de l'incubation, parce que les sources de la nutrition se sont taries, et parce que son accroissement le tient dans une attitude génante. Je sais que cette cause n'est pas admise pour la sortie du fœtus de l'espèce humaine, et qu'on explique celle-ci uniquement par cette disposition particulière de la matrice en vertu de laquelle les fibres de son corps et celles de son cou, après avoir été, pendant tout le temps de la grossesse, dans un antagonisme perpétuel, se trouvent tellement en rapport vers l'époque de l'accouchement, que les premières l'emportent sur les dernières [1]. Je ne prétends nullement combattre cette opinion ; elle peut être très-fondée : mais je crois qu'elle ne nous empêche pas d'admettre en même temps une autre cause accessoire, qui réside dans le fœtus, et qui consiste en ce que celui-ci fait des efforts pour sortir de la matrice, et sollicite par là l'action de ce viscère. Je n'ignore pas qu'il y a des exemples où, l'enfant étant mort, l'accouchement ne s'en est pas moins fait au terme prescrit [2]. Mais, combien n'y a-t-il pas aussi de cas où il est plus tardif ? Combien de fois ne se fait-il pas avant terme ? Combien de fois ne se fait-il pas du tout ? Il n'y a donc rien de constant à cet égard. En attendant que nous soyons mieux éclairés sur les causes déterminantes de l'accouchement, il me

---

1. HALLER ; *Elem. physiol.*, t. VIII, pag. 436. BAUDELOCQUE ; *Art des accouchemens*, t. I, §. 584-586.

2. HALLER ; l. c. BAUDELOCQUE ; l. c. §. 583.

paroît qu'en reconnoissant la disposition des fibres de la matrice, telle que les auteurs l'admettent, il n'est pas absurde de croire que l'enfant vivant contribue de son côté, non-seulement à la dilatation successive de l'utérus, mais aussi à sa contraction, à l'époque de l'accouchement. Si, en effet, celui-ci dépendoit uniquement du développement particulier des fibres de la matrice, comment expliqueroit-t-on les douleurs d'enfantement dans les cas de conceptions extra-utérines ?

§. 111. Recherchons encore, pour terminer ce travail, si les auteurs ont mieux réussi à expliquer le décollement et l'expulsion du placenta après que l'enfant a été mis au jour.

« La matrice est l'agent principal du décollement et de l'ex-« pulsion du placenta ; son action seule le force à se détacher » [1]. Voyons si cette explication est satisfaisante ; examinons si effectivement la séparation de l'arrière-faix dépend des contractions réitérées de la matrice.

Représentons-nous d'abord les moyens d'union qui existent entre l'utérus et le placenta. Nous trouvons que ces moyens sont : 1.°, des artères et des veines *utéro-placentales* ; 2.°, une membrane couenneuse qui se trouve entre les faces contiguës de la matrice et du placenta, et qui sert à conduire les vaisseaux. Les artères sont en général petites ; leurs tuniques n'opposent pas une forte résistance lorsqu'on les déchire. Les veines ont des parois encore plus minces que celles des artères : on peut s'assurer de ceci, lorsqu'on enlève la couche couenneuse qui les entoure ; cette dernière est elle-même très-facile à déchirer. C'est ce qu'on voit arriver dans chaque accouchement. Il y a des portions de cette membrane qui sortent avec le placenta ; il y en a d'autres qui restent adhérentes à la surface interne de la matrice, et qui sont rendues avec les lochies. Lorsqu'on dissèque des femmes grosses mortes peu de temps avant l'accouchement, on

---

1. Baudelocque ; l. c. §. 904.

peut se convaincre que l'union entre le placenta et la matrice n'est pas très-intime; on trouve dans ces cas que l'arrière-faix peut être détaché avec beaucoup de facilité de la surface de l'utérus, à laquelle il adhère.

§. 112. Si donc il est constaté que la connexion du placenta avec la matrice n'est pas très-forte, comment se fait-il que le premier reste attaché à la seconde pendant les contractions violentes qu'elles fait pour expulser l'enfant? D'où vient que, dans les cas naturels, le placenta ne se détache jamais avant que le fœtus ne soit sorti? On me dira que cela provient de ce que l'enfant, pressé par la matrice contre le placenta, empêche que celui-ci ne se décolle, mais qu'une fois le fœtus étant expulsé, les contractions agissent avec plus de force sur le placenta resté seul dans la matrice. Je ne sais si je m'abuse; mais il me paroît que cette explication n'est pas très-satisfaisante. Il me semble que la matrice, en se contractant, doit agir en premier lieu sur un viscère qui lui est immédiatement attaché. En conséquence je ne vois pas pourquoi le décollement du placenta ne précéderoit pas toujours la sortie du fœtus. Je conçois bien que, tant que la matrice se contracte sur l'enfant, celui-ci peut tenir le placenta *appliqué* contre l'utérus; mais je ne puis m'imaginer comment il peut se faire qu'il lui reste *adhérent.* Il est bien décidé qu'à chaque douleur la matrice se contracte; il doit être certain aussi que sa paroi, qui donne attache au placenta, participe à ces contractions : donc la surface contiguë à ce dernier diminue dans tous ses diamètres; ses fibres se raccourcissent et entrent en crispation; les sinus sont effacés; le sang est refoulé en partie dans les gros vaisseaux de la matrice, mais plus particulièrement dans le placenta. Je ne sais pas maintenant ce qui peut empêcher celui-ci de se décoller. Si cet organe étoit conformé à l'époque de l'accouchement à terme, comme il l'étoit vers le milieu de la grossesse; s'il étoit encore composé de flocons implantés dans l'utérus; s'il envoyoit des espèces de prolongemens qui s'enfonçassent dans les sinus et les anfractuosités de ce viscère, on pourroit encore se rendre raison du phénomène. Mais rien de tout cela ne s'observe dans un placenta à terme. Ici il n'y a qu'une surface assez unie, qui est contiguë à une autre surface; les moyens qui attachent l'une à l'autre sont très-foibles, comme chacun peut s'en convaincre. Lorsque l'enfant est sorti de la matrice, le cas n'est pas différent. Les contractions de ce viscère agissent avec plus de force sur le placenta : mais, je le répète, je ne vois pas qu'une grande force soit nécessaire pour le décoller; il ne faut qu'un raccourcissement des fibres de la matrice, une diminution de la surface qui lui donne attache, pour opérer sa séparation. D'ailleurs, si nous voulons observer avec attention les phénomènes que nous présente le travail de la délivrance, nous ne trouvons pas que le placenta se détache à la suite de grands efforts de la part de la matrice, et avec un appareil de forces considérable (comme on pourroit le supposer puisqu'il a résisté aux contractions qui ont expulsé l'enfant). Mais voici ce que nous remarquons. Après la sortie de l'enfant, et dans les cas les plus naturels, la mère jouit d'un moment de repos; la matrice revient sur elle-même, comme la main appliquée sur la région hypogastrique le fait connoître. Si, pendant ce temps, vous tentez d'extraire le placenta, en tirant sur le cordon, vous excitez des contractions de la matrice; et si vous agissez avec violence, ou vous déchirez le placenta, ou vous produisez un renversement de l'utérus. On vous dit donc d'attendre, et de saisir le moment où le placenta se détache spontanément. Quel est ce moment ? De nouvelles douleurs vous l'indiquent. Alors, en introduisant la main, vous trouvez l'arrière-faix détaché, ensorte que vous n'avez que la peine de le saisir et de l'extraire. Il sembleroit donc que ce fût pendant le moment de repos que la matrice eût travaillé au décollement du placenta, et que les douleurs subséquentes ne servissent qu'à l'expulser.

Ces considérations m'ont déterminé à croire que les contractions de la matrice, loin d'être la cause immédiate du décollement de l'arrière-faix, sont tout le contraire, et servent plutôt à retenir celui-ci et à le fixer plus solidement à la surface de l'utérus qui lui est contiguë.

§. 113. Mais, comment se fait-il que le placenta se détache? Voici de quelle manière j'explique ce phénomène.

Tant que l'enfant est contenu dans la matrice, il se fait une double circulation dans le placenta : l'une qui dépend du fœtus; l'autre qui provient de la mère, et par laquelle son sang est épanché dans les cellules et les interstices qui se trouvent entre les vaisseaux ombilicaux. Pour que cette dernière se fasse librement, il faut que les sinus veineux par lesquels le sang extravasé retourne à la matrice, aient leur ampleur et leur dilatation nécessaires, ou, du moins, qu'il ne soit pas versé dans le parenchyme du placenta plus de sang que les veines n'en peuvent ramener; il faut ensuite que les vaisseaux ombilicaux soient dans un état alternatif de dilatation et de contraction, car, comme nous l'avons observé plus haut, ce mouvement favorise beaucoup la circulation dépendante de la mère. Supposons maintenant que l'enfant soit sorti de la matrice. Qu'arrive-t-il alors? L'utérus revient sur lui-même; les sinus de ce viscère sont comprimés; les artères, moins susceptibles de compression, continuent de verser du sang dans le placenta. D'un autre côté, il n'est plus imprimé de mouvement à ce sang épanché de la part des vaisseaux ombilicaux, attendu que ceux-ci ont cessé leur fonction. Il s'ensuit que le retour de ce sang à la mère n'est plus favorisé; il s'accumule par conséquent dans le placenta : celui-ci en devient plus volumineux et plus lourd; les foibles liens qui l'attachent à la matrice ne peuvent résister au poids qui l'entraîne et qui le force à se détacher. Mais, à peine décollé, il devient un corps étranger; il stimule l'utérus; il excite ses contractions de la même manière que les caillots de sang qui, tant qu'ils ne sont pas extraits, produisent des douleurs secondaires, auxquelles on a donné le nom de *tranchées utérines* [1]. C'est donc pendant l'instant de repos dans lequel se trouve la mère après la naissance de l'enfant, que se fait le décollement du placenta ; car, aussitôt que ce décollement s'est fait, les douleurs recommencent, le sang donne, et vous trouvez le placenta constamment détaché, soit en partie, soit en totalité. Ainsi, selon moi, le placenta ne se décolle pas de la matrice par suite des contractions de ce viscère ; mais la matrice se contracte parce que le placenta, s'étant préalablement détaché, est devenu pour elle un corps étranger qui la stimule et qui sollicite son action. Tant que l'adhérence entre cet organe et la matrice subsiste, tant que les vaisseaux utérins s'enfoncent dans sa substance, tant qu'il se fait dans son parenchyme une circulation qui dépend de la mère, il ne peut pas être considéré comme un stimulus pour la matrice, mais il doit être regardé comme faisant partie de ce viscère ; et s'il étoit vrai qu'en vertu de son adhérence il sollicitât l'action de ce dernier, l'utérus seroit dans un état d'excitement perpétuel, depuis le commencement jusqu'à la fin de la grossesse.

§. 114. Tout ce qui intercepte par conséquent la circulation du sang dans les vaisseaux ombilicaux du fœtus, et, d'un autre côté, tout ce qui donne naissance à l'accumulation du sang de la mère dans le placenta, produit le décollement de ce viscère. Ainsi, dans les accouchemens les plus naturels, le placenta ne se détache jamais avant que l'enfant ne soit sorti, parce que l'action des vaisseaux ombilicaux empêche le sang de la mère de s'accumuler dans le parenchyme de cet organe ; d'ailleurs l'afflux du sang est interrompu, comme son reflux, par les contractions de la matrice, qui effacent également la lumière des artères et celle des veines. Lorsque le fœtus est mort dans le sein de la mère, le jeu des vaisseaux ombilicaux cesse : aussi le sang maternel, épanché dans le placenta, s'accumule-t-il et cause-t-il son décollement. Si dans

---

[1]. BAUDELOCQUE ; l. c. §. 654.

ces cas le placenta continue de rester adhérent à la matrice, comme on l'observe assez fréquemment, cela vient de ce que l'utérus est dans l'inertie, qu'il ne revient pas sur lui-même en vertu de sa force tonique; de ce que, par conséquent, les sinus veineux ne sont pas comprimés et rétrécis : le sang, ne trouvant pas d'obstacle à retourner à la mère, ne s'accumule pas dans le placenta. On n'expliquera pas d'une manière différente les cas où, le fœtus étant sorti de la matrice, le placenta reste adhérent à ce viscère et finit par faire corps avec lui. Dans les avortemens et les accouchemens prématurés, surtout dans ceux qui sont sollicités par l'usage des emménagogues, on trouve ordinairement que le placenta sort avec l'enfant, qu'il se détache même avant que ce dernier ne soit expulsé, car on remarque toujours qu'une forte hémorrhagie précède et accompagne les contractions de la matrice. Comment ces médicamens produisent-ils cet effet? Est-ce en stimulant directement la fibre motrice de l'utérus? Est-ce en agissant sur le système sanguin de cet organe? La dernière opinion est plus probable. Mais, comment le système sanguin excite-t-il l'action de la matrice? Il ne l'excite que secondairement, par le le moyen du placenta, dont il a opéré le décollement, par la grande affluence de sang qu'il a déterminée vers cette partie. Les bains de pieds, lorsqu'on les emploie pour exciter l'avortement, n'agissent pas d'une autre manière. Appelant le sang vers les organes situés dans le bassin, les vaisseaux de la matrice en reçoivent plus qu'auparavant, la circulation y est gênée, les sinus utérins sont considérablement remplis; le parenchyme du placenta, qui communique avec ceux-ci, l'est également; cet organe finit par être gorgé de sang; son poids l'oblige de se détacher de la matrice; il devient alors un corps étranger : comme tel, il stimule l'utérus; celui-ci se contracte, l'avortement a lieu, et le placenta sort en même temps que l'enfant.

C'est par ces considérations que je termine ce travail sur la nutrition du fœtus. S'il m'est permis de concevoir l'idée d'avoir déve-

loppé quelque point de doctrine, d'avoir ajouté quelques faits à
la masse des connoissances que nous avons sur l'organisation du
fœtus, je ne suis pas moins convaincu d'avoir resté bien au-dessous
de mon sujet, et cette conviction me pénètre du sentiment de
l'insuffisance et de la foiblesse de mes moyens. La matière que
j'ai traitée demande à être envisagée dans tous ses rapports : elle
est intimement liée à la génération; elle est inséparable de tout
ce qui est relatif à la fonction de la nutrition en général; et,
quoique la vie du fœtus embrasse un court espace de temps,
chaque phénomène qu'il présente, les changemens qu'éprouvent
chacun de ses organes dans son développement, exigent une étude
particulière et approfondie. Celui qui aux connoissances anatomiques et physiologiques de l'homme et des animaux, unit celles
des plantes, est seul en état de nous instruire sur la manière
dont les fœtus se nourrissent et s'accroissent : c'est pour lui que
j'ai amassé quelques matériaux. J'espère qu'en les vérifiant, les
recherches que j'ai faites seront trouvées scrupuleuses et exactes;
du moins, j'ose me flatter qu'on ne méconnoîtra pas la peine que
je me suis donnée pour les rendre telles. Quant aux inductions que
j'en ai tirées, je laisse à chacun le soin de juger si elles sont admissibles. J'ai formé quelques conjectures, mais je crois être exempt
du reproche de les avoir jetées au hasard et d'avoir donné dans
le vague. Si néanmoins il étoit arrivé que j'eusse pris l'apparence de la vérité pour la vérité même, loin de m'obstiner à
défendre des opinions erronées, j'en ferois l'abjuration de bonne
foi, et j'embrasserois volontiers celles qui auroient des bases
plus solides.


F I N.

# FAUTES A CORRIGER.

Page 10, ligne 1; *au lieu de* G. Hunter, *lisez*, J. Hunter.
— — ligne 2; *au lieu de*, et qu'on la trouve seulement dans le singe, *lisez*, à l'exception du singe.
Page 23 ligne 14; *au lieu de*, un espace entre le chorion et l'amnios remplis d'eau, *lisez*, entre le chorion et l'amnios un espace rempli d'eau.

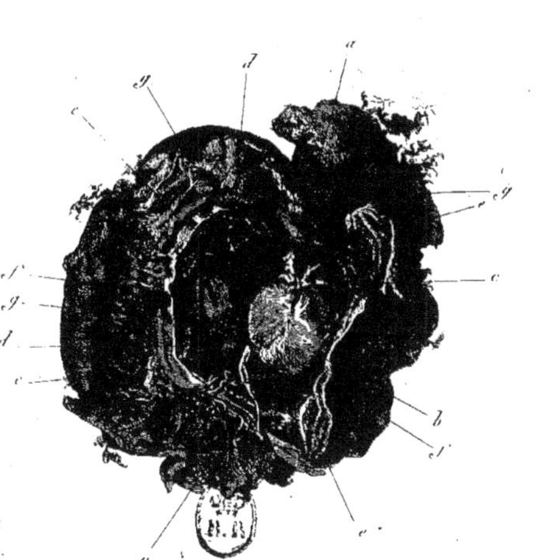

Gravé à Strasbourg, par F. Simon.

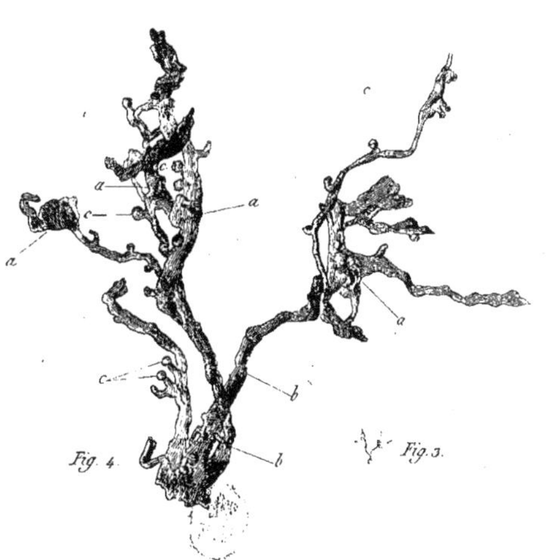

Gravé à Strasbourg, par F. Simon.

www.ingramcontent.com/pod-product-compliance
Ingram Content Group UK Ltd.
Pitfield, Milton Keynes, MK11 3LW, UK
UKHW021911070726
13613UKWH00001B/471